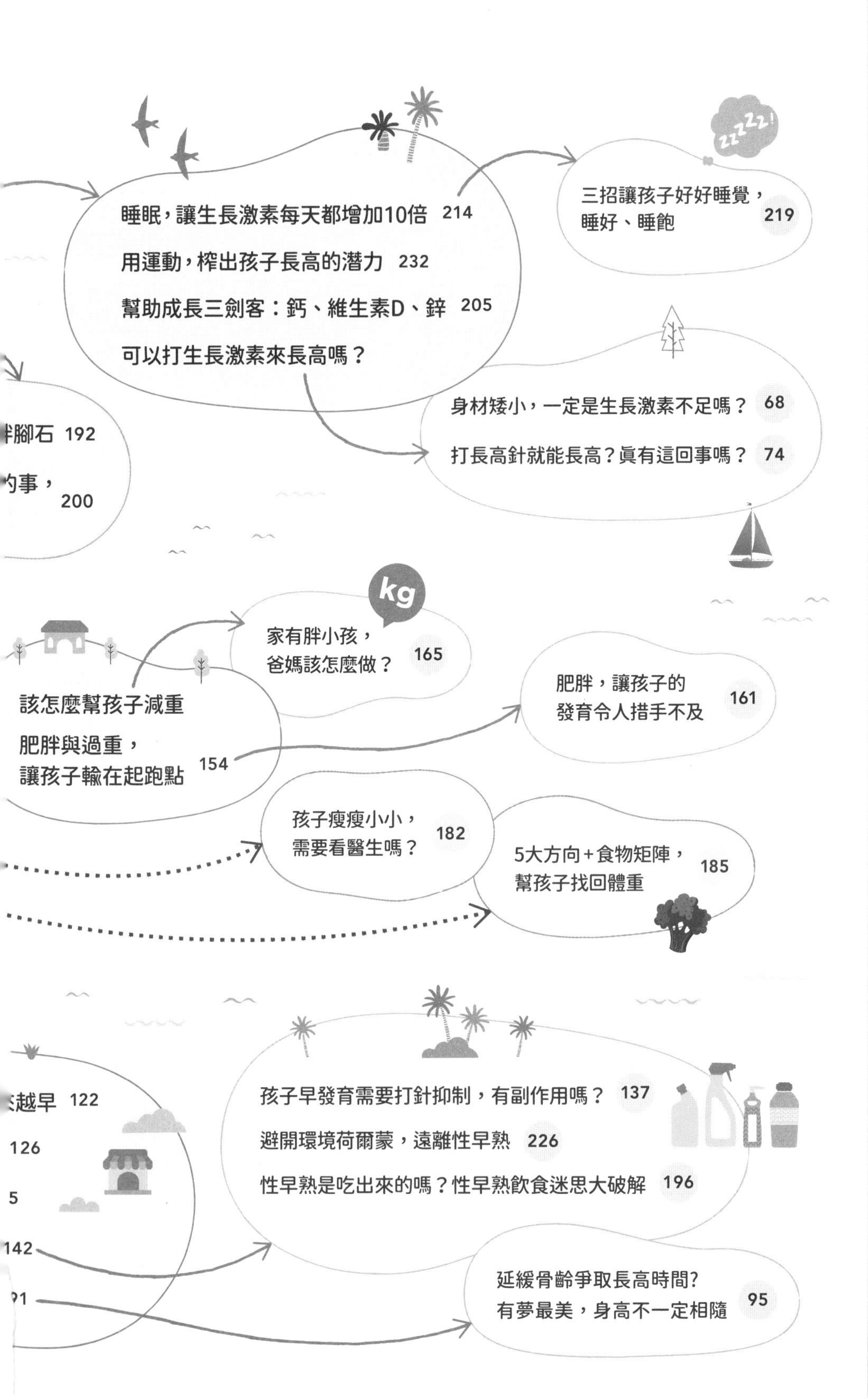

睡眠，讓生長激素每天都增加10倍 214
用運動，榨出孩子長高的潛力 232
幫助成長三劍客：鈣、維生素D、鋅 205
可以打生長激素來長高嗎？
三招讓孩子好好睡覺，睡好、睡飽 219
身材矮小，一定是生長激素不足嗎？ 68
打長高針就能長高？真有這回事嗎？ 74
絆腳石 192
的事， 200
家有胖小孩，爸媽該怎麼做？ 165
該怎麼幫孩子減重
肥胖與過重，讓孩子輸在起跑點 154
肥胖，讓孩子的發育令人措手不及 161
孩子瘦瘦小小，需要看醫生嗎？ 182
5大方向+食物矩陣，幫孩子找回體重 185
越早 122
126
5
142
91
孩子早發育需要打針抑制，有副作用嗎？ 137
避開環境荷爾蒙，遠離性早熟 226
性早熟是吃出來的嗎？性早熟飲食迷思大破解 196
延緩骨齡爭取長高時間？有夢最美，身高不一定相隨 95

整體評估

成長發育總體檢

瞭解如何評估高矮胖瘦發育快慢

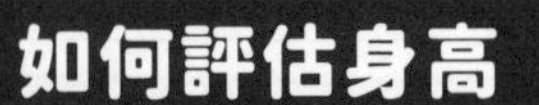
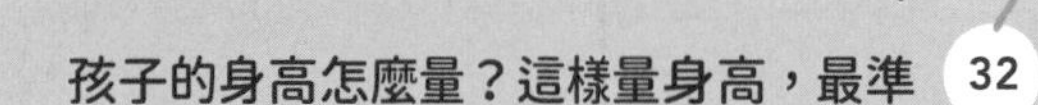
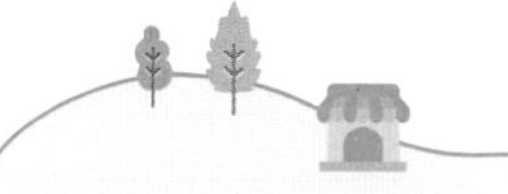
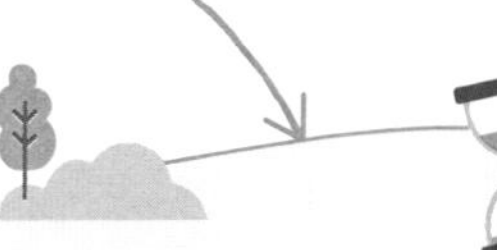
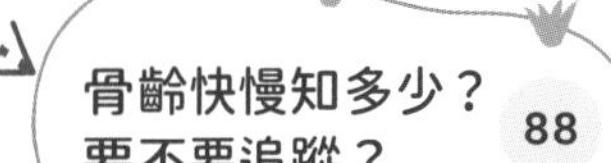
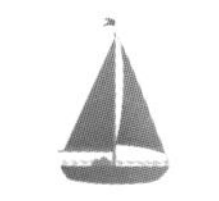
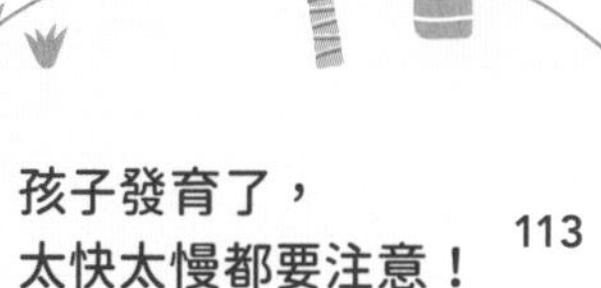

三大方向

身高×體重×發育

立即解答身高體重發育問題

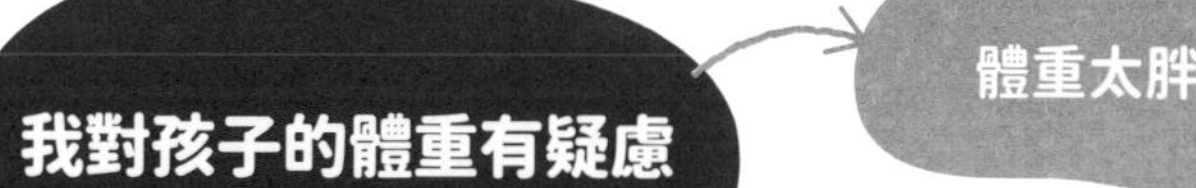
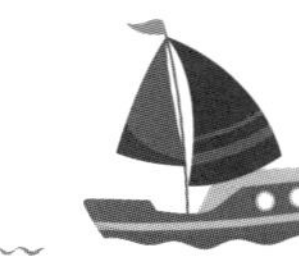

130cm

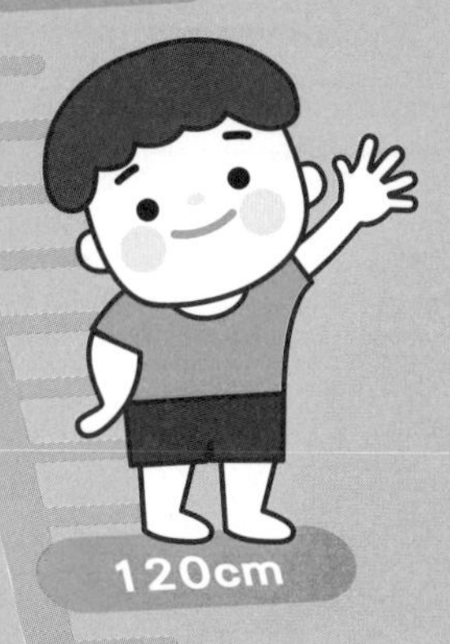

120cm

110cm

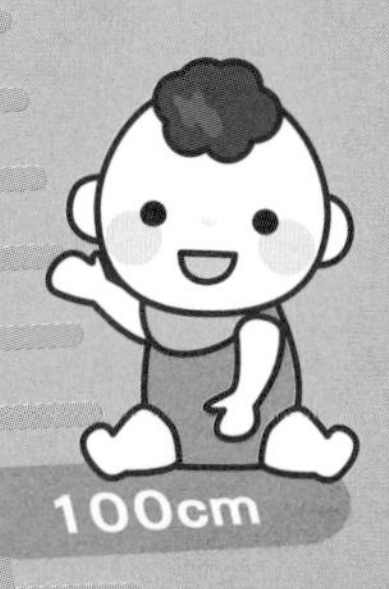

100cm

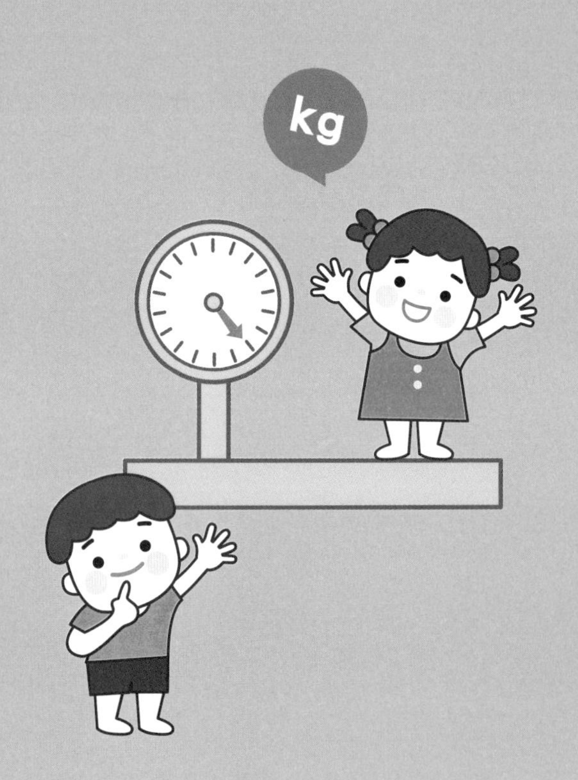
kg

新手父母

身高體重剛剛好

陪你面對孩子成長發育的27種煩惱

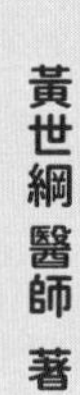

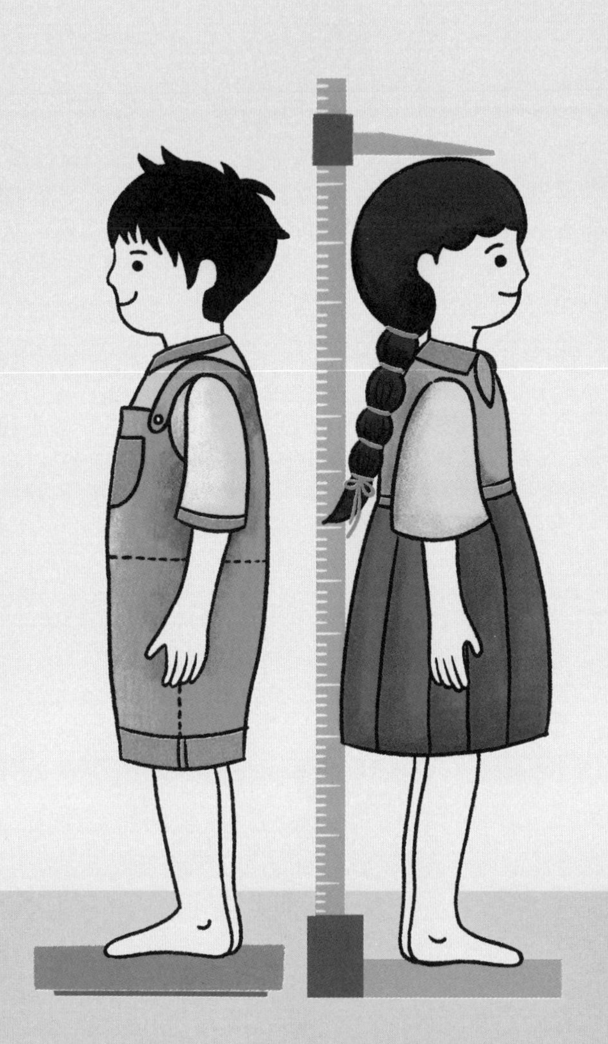

目錄 CONTENTS

推薦序

自 序

前 言 關於孩子的成長發育

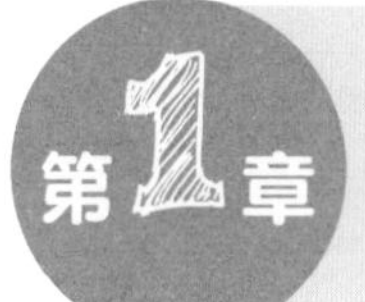

身高的評估：如何判斷孩子是高或矮？

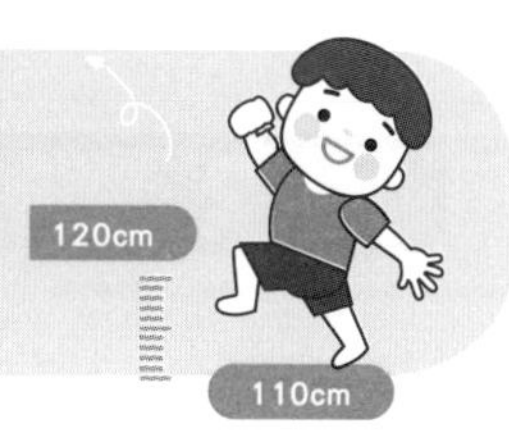

影響身高的關鍵：生長激素、骨齡、生長板

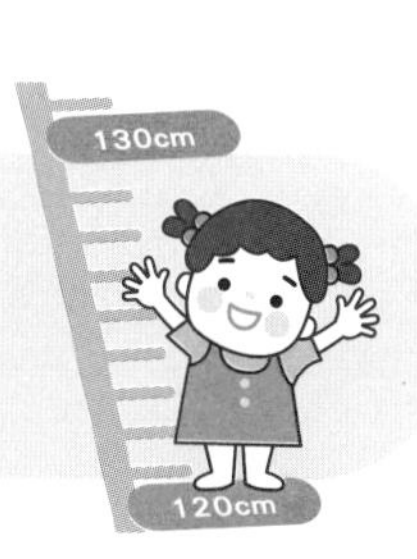

關鍵 1 荷爾蒙

目錄 CONTENTS

關鍵 2 骨齡

關鍵 3 生長板

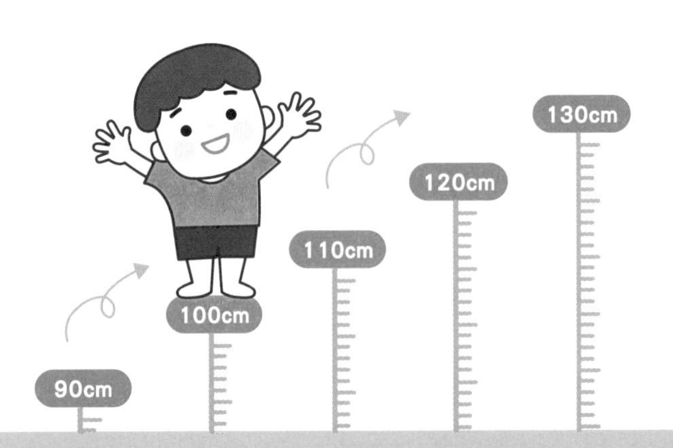

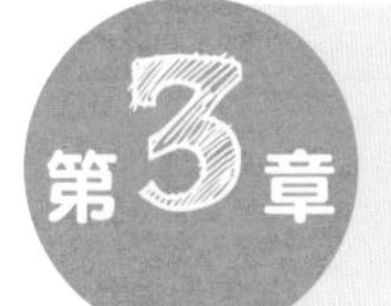

第3章 發育期與身高衝刺：如何評估太早或太晚？

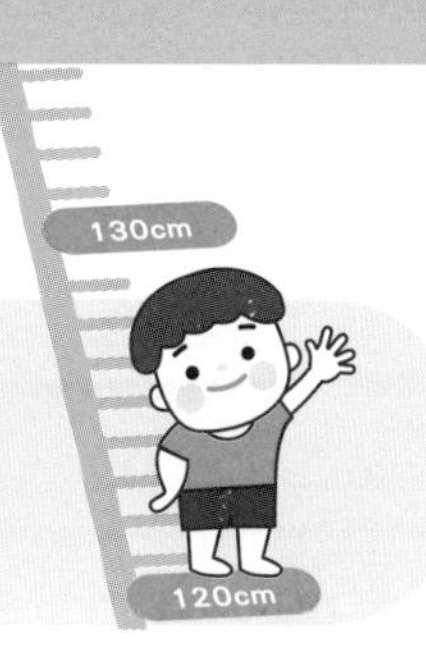

目錄 CONTENTS

孩子的體重危機：肥胖不利長高，瘦小也成隱憂！

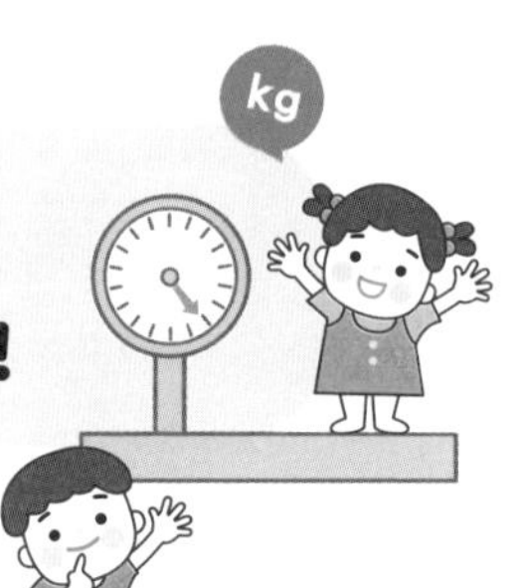

過重

瘦小

成長發育生活處方：吃對食物、睡對時間、做對運動

飲食

生活

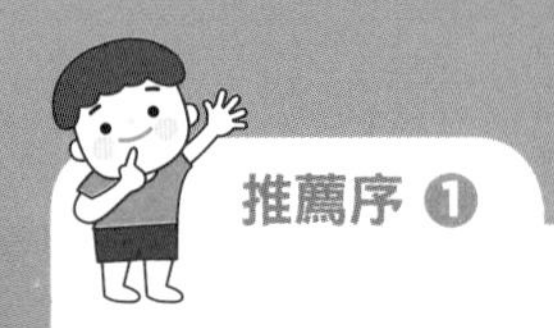

推薦序 ❶

讓每位家長都能在孩子的成長道路上，耐心成為最佳的陪跑員

文／丁瑋信醫師
馬偕兒童醫院兒童內分泌科主任

近 20 年來，因為社會文化的變遷、經濟的高度發展，台灣社會面臨到了少子化國安危機。因為孩子生得少，每個孩子都是寶，因此，家長對於孩子的健康問題越來越重視。再加上網路、社群媒體各類資訊的推波助瀾，爸媽在育兒、教養、孩子生長發育各方面，都遇到相當多的問題，而到處求診。全國各大醫院的兒童內分泌科門診總是門庭若市，醫師們盡力解決家長心中關於孩子生長發育的疑惑。

黃世綱醫師在過去跟我們一起學習的過程中，即展現出對兒童健康的熱情與專業。他的行事謹慎，學習扎實，尤其善於以其淺顯易懂的方式，將複雜的醫學知識轉化為家長們能夠輕鬆理解的內容。在我看診的過程當中，也常常推薦家長，若有關於孩子生長發育相關的疑惑，可以到黃醫師的「剛剛好醫師 - 兒童內分泌 Dr. 黃世綱」個人網站上，獲取正確的知識。

這次很高興，看到黃醫師將他過去多年的心血，整理成冊。這本書正是他多年來對兒童生長發育的研究與實踐的結晶，集結了許

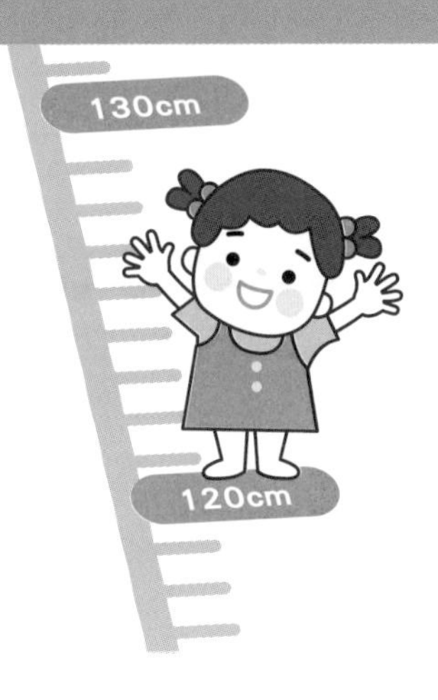

多家長常見的疑慮與問題，提供了科學的解答與建議。無論是關於生長曲線的解讀，還是青春期發育的正確觀念，黃醫師都能以清晰的圖文說明，讓家長們可以輕鬆掌握孩子的成長要點。

在本書中，黃醫師不僅分享了專業的知識，還融入了他對於孩子成長的深刻理解與關懷。他明白，孩子的成長不僅僅是身高和體重的數字，更是心理、情感和社交能力的全面發展。黃醫師也時時提醒家長和孩子，身高和體重的測量，不用執著於每一次的數字，而應該要看長期的趨勢。絕大多數的孩子，只要能在自己的生長曲線上，順利成長，即使百分比稍低，只要確認孩子健康無虞，便無須過度擔心。

我相信，這本書將成為每位家長的育兒必備良伴，讓每位家長都能在孩子的成長道路上，耐心成為最佳的陪跑員。

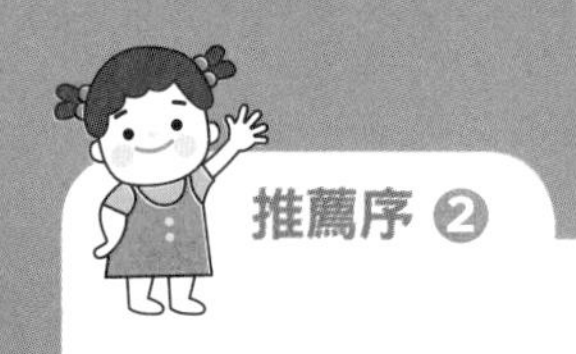

變動的時代，不變的初心

文／李宏昌醫師

馬偕兒童醫院前院長、台灣小兒科醫學會前理事長

今年，在兒科醫學會學術研討會的教育演講中，黃世綱醫師在台上，對著數百名老中青三代的兒科醫師侃侃而談，分享兒童生長發育的知識。

黃世綱醫師，馬偕兒童醫院的畢業生。許久不見，他對於教學的熱忱一如既往，讓我回想起黃醫師擔任馬偕兒科總醫師，主持晨間會議的情景。他總是以淺顯易懂的方式，將複雜的醫學知識轉化為容易理解的「白話文」，這種能力使得他當年獲得「優良教師」的殊榮。這是由醫學生和年輕醫師票選後才能得到的獎項，相當不容易。

我個人在馬偕兒科服務 46 年了，從基層到管理階層。管理學上有個新名詞叫 “simplexity”。包羅萬象（complexity）的公司系統，絕對不是三兩句話那麼簡單（simplicity）就可完全了解。管理階層必須把整個作業系統充分了解後，再變成簡單易懂的指令(simplexity)，讓員工得以正確執行。

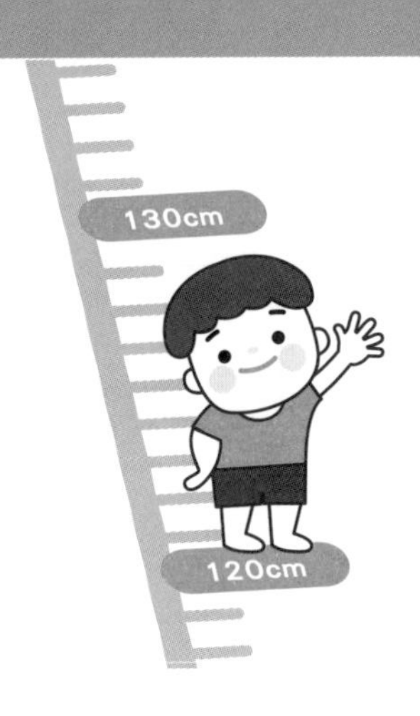

醫學知識浩瀚，是 complexity。為了讓診斷與治療變成 simplicity，黃醫師取其核心精神，融會了他對於成長發育知識的詮釋，使用易懂的流程圖讓醫師及家屬能掌握下一步，是 simplexity。

在這本著作中，黃醫師將兒童的成長發育拆解為三大面向，無論是孩子的身高、體重，還是發育狀況，都可以藉由書中的「成長地圖」找到清晰的指引。這本書堪稱是家長掌握孩子成長發育的必備工具書。

馬偕兒科已成立超過半世紀，而馬偕兒童醫院也成立滿十周年了！在這少子化和兒科醫師短缺的時代，樂見每一位馬偕兒科醫師維持初心，貢獻一己之力。我相信每一位閱讀本書的家長，都能藉由黃世綱醫師的引導，在孩子成長發育的路上走得更加穩健而踏實！

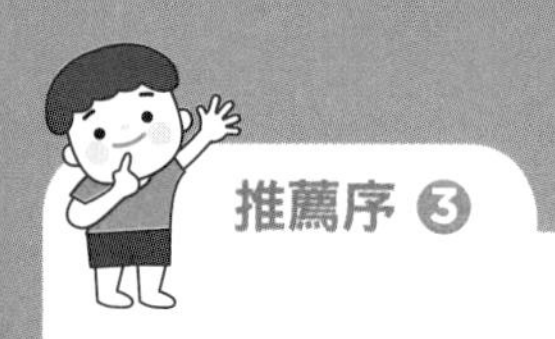

推薦序 ❸

成長路上給予孩子「剛剛好」的關注與介入

文／黃瑽寧醫師
馬偕兒童醫院、黃瑽寧醫師健康講堂

黃世綱醫師的新書《身高體重剛剛好：陪你面對孩子成長發育的 27 種煩惱》不僅是一本實用的工具書，更是父母在育兒路上的溫暖夥伴。

我與黃醫師相識多年，他是位極具專業素養的兒童內分泌科專家，也是我見過最視病猶親、最為病人著想的醫者。在這個講求「翻桌率」與「CP 值」的時代，許多醫師選擇快速解決病人的問題，但黃醫師始終不忘初衷，從不走捷徑，致力於與家長深入溝通，展現出他對孩子與家庭的深切同理心，讓家長倍感安心。

他的臉書與部落格「剛剛好醫師」，不僅取其名字的諧音，更傳達了一個重要的育兒心法：不必好高騖遠，也不必過度擔憂，父母應該秉持中庸之道，給予孩子「剛剛好」的關注與介入。黃醫師在書中用淺顯

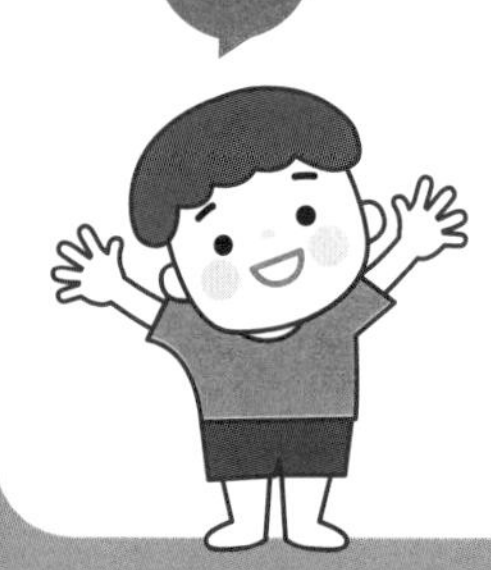

易懂的語言解答了許多父母在日常生活中遇到的成長發育問題，無論是身高、體重，還是發育快慢，家長都能夠快速找到適當的對應方法。

我衷心推薦這本書給每一位關心孩子成長的父母，它將會成為你們在陪伴孩子成長發育過程中的最佳指南。

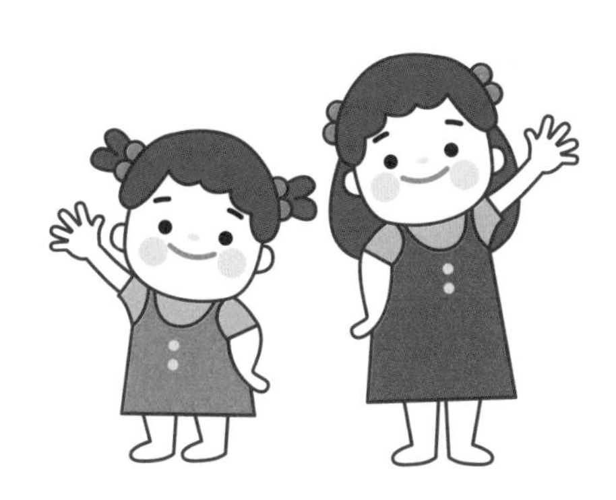

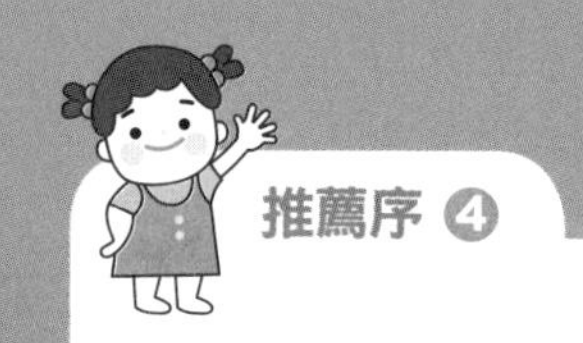

讓知識成為父母堅實的後盾

文／楊晨醫師

愛群兒童成長診所院長、臺北醫學大學小兒科部兼任講師、
臺北醫學大學附設醫院兒科部兼任主治醫師、
臺北市立萬芳醫院兒科部兼任主治醫師

「解答家長對於孩童成長的疑惑、澄清迷思、緩解焦慮，分享正確且全面之兒童成長觀念。」

這是黃世綱醫師在履歷中寫下的願景與自我期許。

這幾年來，黃醫師不斷透過各種方式，積極實踐這份承諾。無論是網路上的衛教文章、社群平台的圖文分享，還是廣播節目 Podcast 的邀約，他都持續不懈的傳遞正確的成長發育觀念給大家。

早在我與黃醫師合作之前，許多與我共事的同仁，包括護理師、衛教師，甚至營養師，都已經拜讀過黃醫師的文章，釐清了許多兒童成長發育的迷思。對他們來說，黃世綱醫師可謂「未見其人，先聞其聲」。如今，黃醫師終於將他對兒童成長發育的評估與見解整理出版，造福更多讀者。

在這本著作中，黃醫師刻意避開了對複雜疾病的討論，專注於家長們最關心的「實用性」。家長只需依照書中的指引，便能輕鬆為孩子進行評估。黃醫師特意將內容聚焦於身高、體重、發育這三大核心主題上，雖然範圍不廣，但知識的深度和細節上卻極為豐富，特別是對骨齡與性早熟的介紹，深入淺出、詳盡透徹。

書中的內容與描述方式，都充分展現了黃醫師對細節的要求，以及對家長需求的重視。我推薦各位爸爸媽媽，好好運用這本實用的成長發育工具書，讓我們一起掌握孩子成長的關鍵知識！

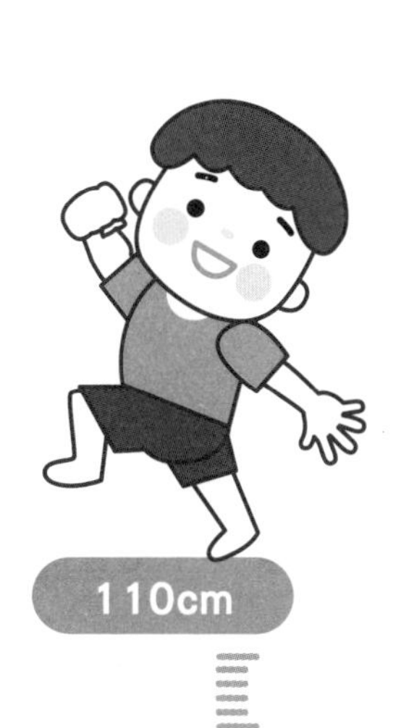

以愛為名的，27 種煩惱

成為父母之後，我們很快就會發現，孩子的成長發育充滿了無數讓人焦慮的細節，你知道，關於孩子的成長發育，至少有 27 種煩惱嗎？

當孩子偏矮，我們心裡想著「希望孩子能長高一點」；若孩子身高中等，我們會期待孩子「將來要長得更高」；當孩子是高個子，我們還是會擔心「能不能維持住，像現在一樣比別人高？」

孩子矮，我們會煩惱；孩子身材中等，我們也會煩惱；孩子已經是高個子了，我們還是會煩惱。

光是我們對於身高的煩惱，依據孩子身高當下的狀況，已經有 3 種了（矮小、中等、高大），再加上每個孩子的發育時機（晚發育、發育適中、早發育），以及體重的變化（瘦、中等、胖），如此一來，身高 × 發育 × 體重，總共有 3×3×3，27 種變化！若同時考慮父母身高、父母小時候的發育步調、父母的體態，甚至會有 27×27，共 729 種排列組合！

很驚人對吧！

每個孩子都是獨一無二的，我們很難找到一模一樣的「樣板」來對照，他人的成長經驗不能盡信，那些「晚一點才會抽高」「先胖起來才會抽高」的過時觀念也不見得適用在自己的孩子身上。門診時間倉促，說明時間有限，網路上的衛教文章儘管不少，但很難有系統的帶爸媽學習評估孩子身高體重發育快慢。

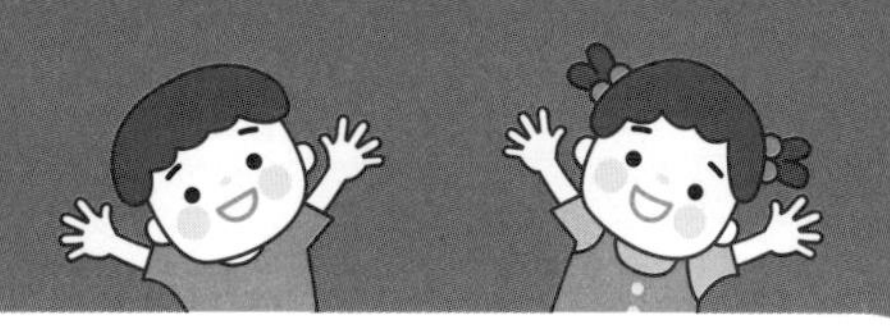

那麼，到底該怎麼辦呢？

正因如此，我一直想寫一本書，當爸媽拿到手後，就能解決所有孩子成長發育的問題。不僅要好查找，基本常識與專業知識的比例也要搭配的剛剛好，一方面增加爸媽對自己孩子成長發育的掌握度，另一方面，也可以依此做為跟兒科醫師溝通的橋樑，主題著重在「看醫生前」就應該知道的事情，而非疾病診治。同時，針對爸媽常聽到的卻又不清楚的「專有名詞」進行解釋，釐清錯誤觀念。更重要的是，希望這本書能引導爸媽做出正確判斷，進而採取正確的行動。

所以，這本書，不會是一本百科全書，但它能有效解決爸媽在孩子成長發育過程中遇到的問題，透過「成長地圖」的引導，快速帶爸媽找到解決問題的必備知識。

多年來，我在兒童成長門診中深刻體會到，雖然我們很看重孩子的身高，但實際上，多數像我們這樣的父母，心底期待的，並不是要孩子長到多麼了不起又讓人羨慕的高度，而是希望我們孩子在成長的路上，不要錯過任何一分可以努力的機會，健健康康的長大，快快樂樂的長高。

這不是對於孩子高人一等的貪婪與索求，而僅僅是，身為父母的我們，希望盡好當父母的責任，對於孩子健康長大的盼望。我們害怕的，不是孩子不夠高，而是身為父母的我們錯失良機，徒留遺憾。

去年，我也加入了各位爸媽的行列，正式成為了一位父親，我同樣深刻體會到這些煩惱。幸運的是，我剛好掌握了成長發育的醫學知識，而且我善於講解與表達，有機會帶大家趨吉避凶，避免在孩子的成長路上「後悔」，避免「原本我可以……」的遺憾。

我和正在閱讀這段文字的你一樣，你有的煩惱，我也有，現實生活中，我不見得認識你，但我和你，確實是「育兒班」的同班同學。

同學，這本書，是我為你寫成的筆記。

焦慮、擔憂、所有那些讓我們夜不成眠的煩惱，都有一個共同的名字，那就是，我們對孩子的愛。

煩惱有多深，愛就有多深。兒童成長發育的 27 種煩惱，以愛為名的 27 種形式，如同鑽石的切面，反射折射出我們對孩子的責任與疼愛。

希望這本書能陪著你，陪著孩子，安心長大。

前言

關於孩子的成長發育

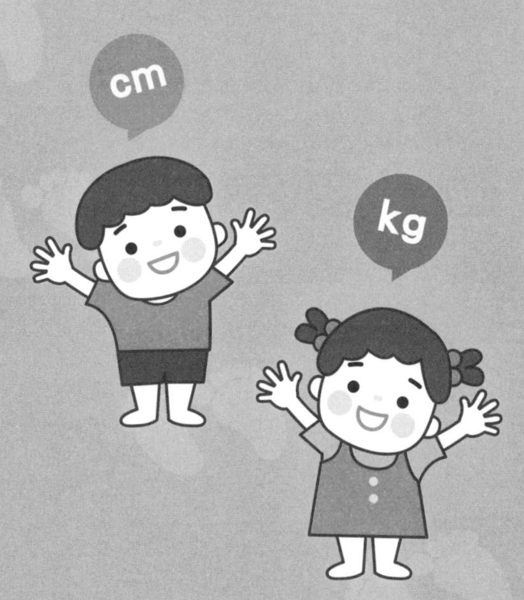

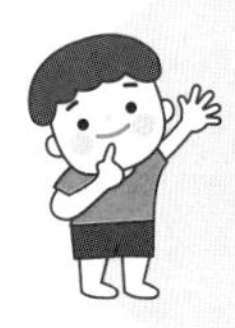

長太慢、長太快？高矮胖瘦都很好，剛剛好，最好！

「孩子瘦瘦小小一隻，都沒有長肉，是不是吸收不良？」「班上同學都比我家大寶高不只一個頭，他是不是太矮了？」「才剛上國小就開始發育了，會不會太快了？」「都已經國中了，孩子怎麼還沒開始抽高？」

育兒路上，你心中也曾冒出這樣的疑惑嗎？

你可能聽過玫瑰疹病毒會起紅疹、腸病毒會導致嘴破、腺病毒會高燒不退，然而，我敢說，在孩子成長的過程中，身體不見得遇過這些大大小小的病毒，但一定會遇到「比較」，比學校，比學哪個才藝。即使對孩子的身高與發育沒有特別的擔憂，只希望他們健康成長，周遭卻仍充斥著各種「善意的提醒」，有時來自鄰居，有時來自孩子班上其他家長，有時則來自長輩們。

眾口鑠金，關於孩子的高矮胖瘦發育快慢，在大家不斷好意提醒之下，爸媽是不是也開始有點動搖了？接下來，該怎麼辦呢？

★ 孩子的成長發育是否有統一的標準？

該跟誰比？跟班上同學比？跟哥哥姊姊比？還是跟爸媽過去的經驗比？有些家長甚至在社群網路上，詳細描述了孩子的成長狀況：現在幾歲，身高幾公分，體重幾公斤，不外乎就是想透過社群，找到一個跟自己孩子很相似的「樣板」當作參考。

難道高矮胖瘦發育快慢，沒有一個「統一」的標準嗎？在對於身高體重發育快慢無止盡的擔憂中，如果找到了一個不正確的比較基準，那麼無論怎麼比較都會覺得不對勁，這只會帶來更無窮無盡的焦慮……

★ 成長發育正常的定義

想想看，你對於正常的定義是什麼呢？我想，大部分的人應該都答不出個所以然來吧？這個問題，就連常常與「不正常」相處的醫生，也不見得答的出來。

如果硬是要擠出一個答案，那大概就會是：「跟別人差不多」，換句話來說，所謂的正常，就是「跟大多數人一樣。」但是，這個大多數人之中，有人高，有人矮，有人胖，有人瘦，有人發育快，有人發育慢，那麼到底該跟誰比呢？

★ 醫學上對於正常的定義

醫學上，對於「正常」的觀念，其實也是立基於一般人對於「正常」的概念。只是這個「正常」，有著更嚴謹的定義。世界上不可能找到兩個一模一樣的人，每個人的高矮胖瘦都不一樣，而每一個孩子都是獨一無二的，都有專屬於自己的發育成長步調。

醫學上對於「身高」、「體重」、「發育年紀」以及不少透過儀器而檢查出的「檢驗數值」，其所謂的正常，其實都是一個「範圍」，只要檢驗的結果不超出這個範圍，那麼醫生便會斷定，孩子身上的這個特性，例如：身高、體重等，是「正常」的！

孩子身上所有可以量化的數值，基本上，都是這樣訂出來的。而這個「正常的範圍」，即是透過醫學研究，蒐集了很多不同孩子身體特徵的數據，最後才制定完成。

以身高來說好了，若隨機找 100 個同年齡同性別的孩子來量測身高，必然有人高，有人矮，可以想見，其中，身高中等的人占了大多數，太高和太矮的人，只占了少數。這種「身高中等的人多；特高和特矮的人少」的狀況，科學家稱之為「常態分佈」，意思就是，正常狀態下，人類身高原本就該擁有的變化。

★ 大多數的孩子，都是正常的

而這群人之中，很高很高的人，跟很矮很矮的人，難道就是有問題的嗎？那倒也未必，大多數的狀況下，孩子的高矮只是反映了來自於父母的遺傳體質。只是，過高或過矮的孩子，在成長的路上，的確需要多一點的關心，也需要專業人員持續的追蹤。

如果上述對於常態分佈的說明，還是不太容易理解的話，那麼可以想像，若我們走入小學校園，隨機找幾個孩子，問起他們的數學成績，我想，絕大多數的孩子都會落在成績中等的範圍，考 100 分的孩子和不及格的孩子，都只是少數，而數學這門學科，也就只是眾多學科的一個項目而已。

考 100 分的孩子，不一定樣樣精通，分數考不及格的孩子，說不定另有所長，相較於紙筆上的計算，可能更擅於實作或創造。

同樣的道理，當把「數學」這個科目，代換成其他身體和發育上的特徵，例如：「身高」、「體重」、「發育快慢」，就可以想像，絕大多數的孩子，都會落在上述所說的，常態分佈的範圍中。

花了這麼多篇幅解釋，其實就是想要告訴各位爸媽，高、矮、胖、瘦、發育快、發育慢，絕大多數的狀況下，都是正常的。可以對孩子多一點信心，也不要太過杯弓蛇影。談及孩子的身高與體態，可以先有一個讓自己安心的假設「孩子是沒問題的！」

★ 太過放鬆也不好

爸媽看完上面的說明後，有沒有安心一點呢？其實，除了太過擔心的家長，也有一部分的家長，對於孩子的成長發育「很不擔心」，幾乎已經到了放牛吃草的地步了。

其實，老一輩的觀念：「孩子就是都遺傳他爸，大雞慢啼，長大了就會抽高了。」也不能說不對，畢竟在老一輩的那個年代，大家沒有去幫孩子對照什麼生長曲線，孩子依然健健康康的長大了，然而，太過擔心，太過不擔心，都不好。在孩子成長發育的路上，最好還是有一條依循的準則和方向。

長得太高，長得太矮，體重太重、體重太輕，發育太快，發育太慢，都不好，剛剛好，最好！

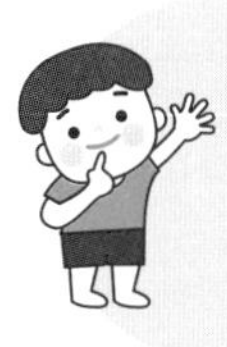

兒童健檢＋校園定期健檢 守護兒童身高體重

★ 身高，攸關性命的大事

在兒科學的原文教科書中，有這麼一句話：「成長，就是一個孩子的生命徵象。」生命徵象指的是和人維持生命有明確直接關係的表徵，例如：心跳速度、呼吸速度等。而在兒童身上，身高與體重的成長，便是和生命徵象同等重要的變化。

孩子的高矮胖瘦發育快慢，難道只能由自己來注意嗎？當然不是囉！其實，打從孩子一出生，衛生單位和國家的政策，對於兒童身高和體重的監測，便一直在進行。持續監測孩子身高與體重的成長與變化，是確保一個孩子順利長大最重要的基礎。

儘管身材的高矮和胖瘦，絕大多數是由遺傳和環境所造成，但也有少部分的狀況是：身體真的出了什麼毛病，導致長不高，吃不胖。

面對一個這麼重要又顯而易見的指標，國家自然有其持續監測的機制在。因此，絕大多數，身高、體重在極端狀況的孩子，都會及時被辨識出來，進而轉介給醫療單位。

只是有時候爸媽不是那麼了解，以為只有自己在孩子成長的路上孤軍奮戰。接下來，就來介紹一下，在成長的路途上，和我們一起為孩子成長把關的「國家隊」。

★ 國家隊 No.1 〉〉 健兒門診，一號守門員

爸媽還有印象嗎？打從孩子一出生開始，便有許多大大小小的預防針要打。尤其是孩子剛出生的頭一年，幾乎每 2 ～ 3 個月就要到醫院診所或衛生所，接受預防針注射。孩子和兒科醫師的緣分，會一直持續著，直到滿 5 歲後，要上小學前，都還得找兒科醫師報到！

然而，在這些孩子與兒科醫師頻繁見面的時期，兒科醫師在做的，可不止打預防針這麼簡單。每一次在接受預防針注射前，護理人員都會幫忙量測孩子的身高、體重，較小的孩子，還會被測量頭圍。

其實，專業人士對於孩子身高體重的監測，從這個時候就開始了。隨著孩子每一次回診注射預防針，醫師也會評估孩子身材的高矮，體重的輕重，以及上述兩項指標是否如預期中順利增加。

在這段時期，爸媽如果有將孩子的身高持續記錄在〈兒童健康手冊〉中，那麼就可以看到孩子成長的軌跡。醫生也會追蹤孩子的成長軌跡，看看是否出現了意料之外的變化。

在這段時期，若能讓一位固定的兒科醫師持續追蹤，醫師就能在每次的會面中，充分掌握孩子的狀況。也就是說，從孩子出生後，到進入小學之前，如果從來都沒有被醫生提醒說孩子的身高太高了、太矮了，或是體重太輕、太重，那麼就可以放心了！

★ 國家隊 No.2 〉〉 校園健檢，二號守門員

當孩子脫離了懵懵懂懂的幼兒時期，進入小學之後，緊接著將為孩子身高把關的，就是國家隊二號守門員：校園健檢。進入小學之後，一直到國中畢業，孩子每個學期都會接受健康檢查，其中身高體重都是必要的量

測項目。如果身高沒有達到該年齡層應有的標準，那麼孩子就會收到一張由學校保健室發放的「疑似身高遲滯轉介單」，告知家長要帶孩子找兒童內分泌科醫生評估身高了！

可別小看這每學期的身高量測，教育部在民國 89 年就明定了這項「國民中小學疑似身高遲滯學生轉介計畫」，所以説，這身高量測與轉介的過程，可是有其法源依據的！也因此，學校的保健室都存有孩子的身高體重紀錄。

其實，許多爸媽並不知道學校有定期的健康檢查，以為只有自己獨自一人關心孩子的身高，但事實上，學校對於身高的監測與評估，比我們想像得還要嚴格，也花了不少資源篩選出真正需要因為身高而就醫的孩子。

所以囉，爸媽可以回想一下孩子自小成長的過程，如果在健兒門診擔任守門員的「嬰幼兒階段」，以及學校健康檢查負責把關的「國小國中階段」，孩子都沒有被建議要進一步找成長發育的專家檢查，那麼孩子的身材高矮，大致上是沒問題的。而其高矮胖瘦，也只不過是反映了遺傳和環境的影響。爸媽可以先稍微放心，至少，孩子的身高並不是有疾病來攪局的狀況。

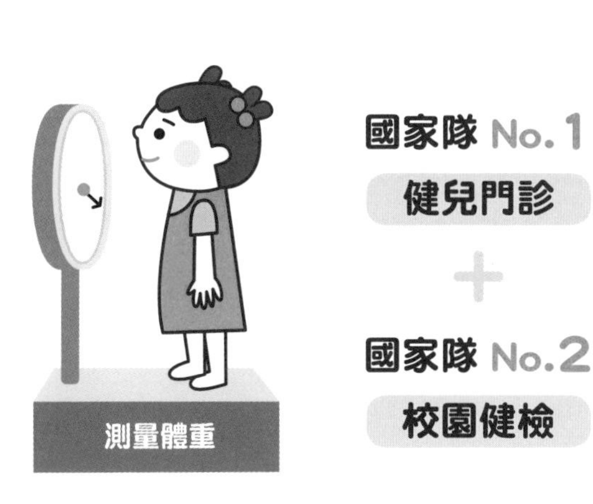

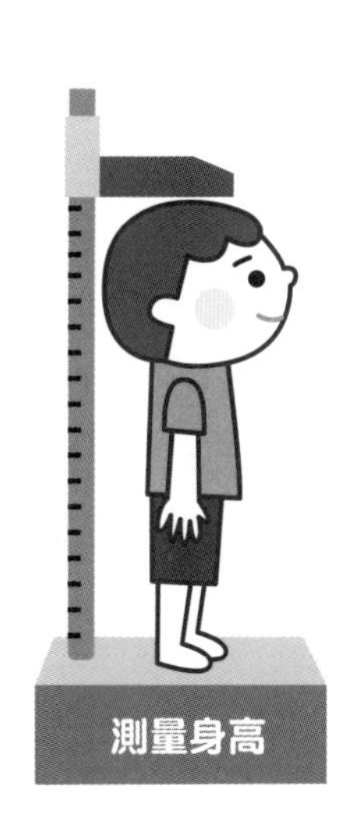

★ 不足之處，漏網之魚

一個球門，有兩位守門員，這樣還會有漏網之魚嗎？很遺憾的，還是會有。

孩子成長的過程中，有那麼一段時間，兩位守門員剛好都不在。這段時間，就是孩子 5 歲打完最後一劑疫苗之後，一直到上小學之前，這段空窗期，最長可從 5 歲一直持續到 7 歲入學時。

在身高與成長的監測方面，依據「國民中小學疑似身高遲滯學生轉介計畫」，測量當下身高未達標準的孩子會領到「轉診單」被轉介到醫療院所，只要孩子的身高在標準範圍內，就會被視作「沒有問題」。

舉個稍微極端的例子，就算孩子的身高一學期都沒有變化，上學期 130 公分，下學期依然是 130 公分，只要身高還在標準範圍內，就不會領到轉診單。然而，孩子的成長是一個連續的過程，身高都沒有任何成長，是有問題的，可惜，只要孩子的身高仍在正常範圍內，這個「有問題」的狀況，就不會被發現。

此外，學校健康檢查中，並沒有納入「第二性徵與發育狀態」的評估，所以若孩子太早發育了，不一定會被及時發現，而這類太早發育、太早進入青春期的孩子，身高往往長得特好，爸媽看到孩子身高長得好，也就更不擔心，因此，這些太早發育的孩子更容易被忽略。

所以，身高長得太快、發育步調太快的孩子可能成為漏網之魚，身高停滯或只有小幅度變化的孩子，也有機會逃過守門員的法眼。

最後，人非聖賢，百密必有一疏，制度看似很完美，但是操之在他人的事物，還是會有不小心被遺漏的風險。負責健康檢查的人員可能因為工作量大等等因素，不小心遺漏了孩子的狀況，或是孩子因為學籍轉換、轉學等因素，而未能將過往的身高與健康檢查紀錄一併帶到新的學校，諸如此類的事情，都可能成為孩子身高監測的破口。

★ 家長可以怎麼做？

要知道，國家隊1號和2號守門員，體力和能力都有限，都不是完美的，也不是我心中的黃金陣容。

「那麼，定期找兒科醫師評估，讓成長發育的專家幫忙把關，一定就萬無一失了吧？」

等等，這也不是我認為最好的方式。因為，無論是醫生或是國家隊的球員，每次和孩子相處的時間都很有限，很難完整掌握孩子生長發育的全貌。

要避免防守破口，最好的方法，就是加入第3位，我心中最重要的守門員，也就是爸媽！

兒科醫師的角色，比較像是教練，教練知道策略、知道技巧，但卻不是球技最好的人，也無法下場踢球，在成長發育的賽事上，最重要的角色，就是每天和孩子相處的爸媽。

只要掌握了身高、體重、發育快慢的評估原則，同時釐清各種關於孩子成長發育的迷思，爸媽就能成為我心中黃金陣容中最重要的角色，一起幫助孩子，在這場成長的賽事上，成為球門前，最可靠的銅牆鐵壁，帶領孩子，立於不敗之地，一分不失，順利完成這場從嬰幼兒時期一直持續到青春期的成長賽事！

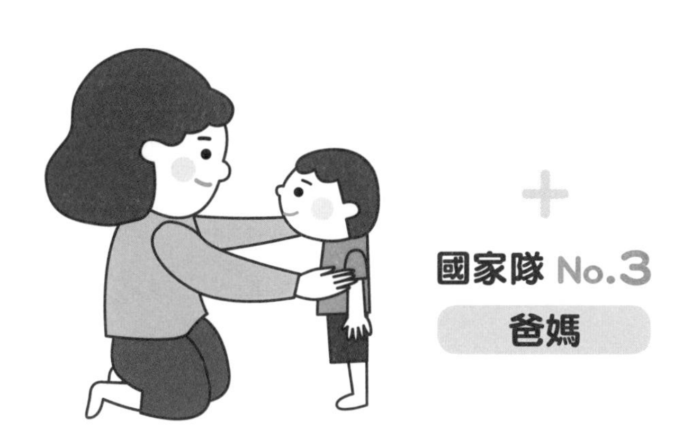

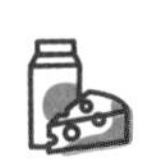

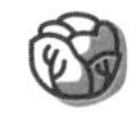

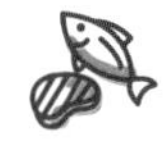
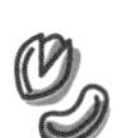

成長日記

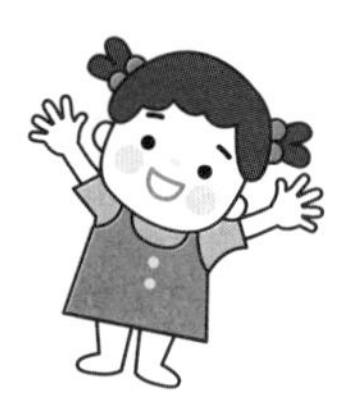

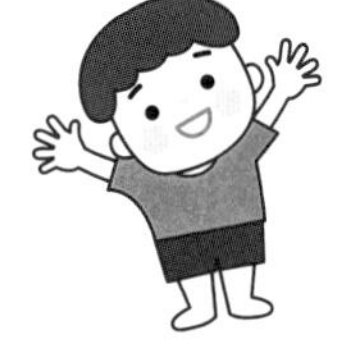

第1章

身高的評估：如何判斷孩子是高或矮？

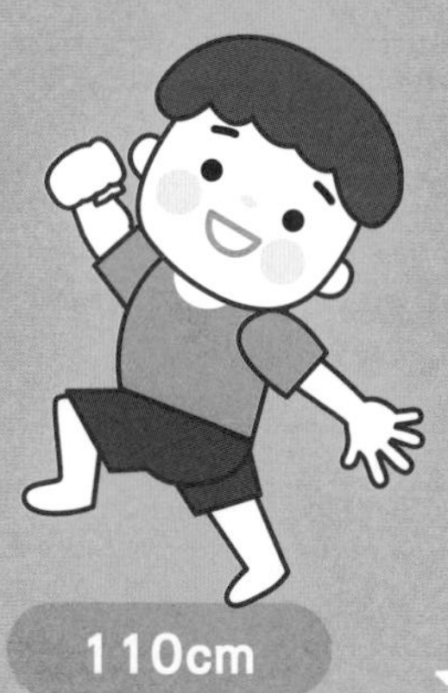

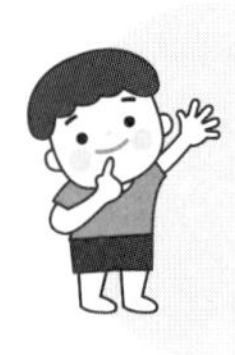

孩子的身高怎麼量？這樣量身高，最準

在高矮的評估中，測量身高，是最重要的起點。爸媽常因為「醫院量測的身高」與「學校量測的身高」不同而耿耿於懷，甚至開始煩惱「哪邊的尺比較準？」；再不然，就是以為孩子怎麼突然變矮了，怎麼突然長高了？

身為家長，難免擔心失之毫釐、差之千里，雖然零點幾公分的差距，對醫生來說，可能只是件小事，但「把身高量準」這件事，確實是爸媽心中的大事。

以下就來介紹，評估孩子身高時，最重要的小事：「如何準確的測量身高！」

量測身高的方式

★ 2 歲以前躺著量，2 歲以後站著量

2 歲以內的孩子

2 歲以內的孩子，還無法維持標準的站姿，站立量測誤差大，必須躺著量身高。

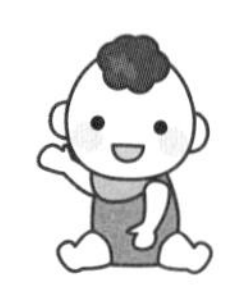

2 歲以後的孩子

孩子大多能聽從指示，也可以維持穩定的站姿，此時，才是在家量測身高的好時機。

2 歲以內的孩子，不僅年紀小，又不見得能聽話，若不是熟練的量測人員，爸媽硬是要量身高，恐怕只會弄得自己一個頭兩個大，所以，對於年紀小的孩子，就別折騰自己了。這段時間孩子常常得打預防針，會反覆找兒科醫師看診，不如就交由護理人員來幫助測量身高吧！

正確量測身高的方法

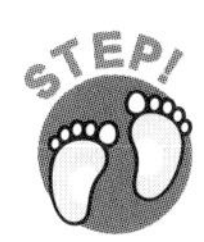

把握以下幾個步驟，就能在家裡，像專家一樣量出準確的身高！

STEP 1 測量前 脫掉鞋襪、髮飾和厚重的衣服

- 量身高時，孩子身上的衣物和飾品越少越好。
- 鞋子、襪子也要脫掉，畢竟襪子也是有厚度的。魔鬼藏在細節裡，儘管只有零點幾公分的誤差，這點卻馬虎不得。此外，會讓人不小心高估身高的髮飾也得一併脫掉。
- 至於厚重的外套或衣服，則有可能影響孩子的站姿，建議先脫下來放在一旁。
- 當孩子準備好後，請孩子站上測量台或測量尺前，背對測量尺，面向前方。

STEP 2 測量時 從腳到頭，腳、臀、肩、頭，四點連線緊貼尺

- 測量時，把握腳、臀、肩、頭四點連線緊靠測量尺的原則。先把「腳」和「臀」顧好，剩下的就簡單了。
- 顧好腳：將雙腳腳跟併攏，緊貼測量尺，腳尖可以微微分開，大約成 45 度，以穩定站姿。若孩子身著長褲，建議將褲管捲起，以便清楚觀察孩子的腳跟位置。

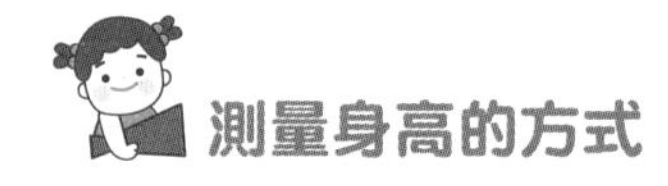

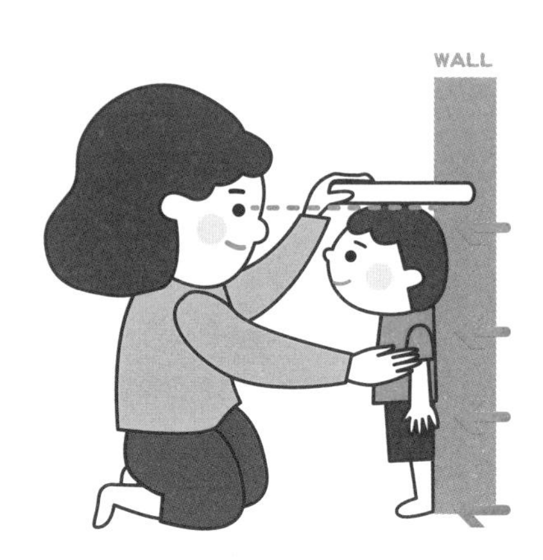

- 顧好臀：接下來，請孩子將臀部往後靠，腳伸直。
- 再來抬頭挺胸。只要腳跟和臀部都有緊貼尺面，加上胸挺得好，肩膀自然就會貼緊尺面了。
- 請孩子直視前方，爸媽可以從孩子的側面看過去，想像孩子的眼眶下有一條與地面平行的水平線，這條水平線的延伸若通過耳朵的中心，就是最標準的「直視前方」。
- 用一塊硬紙板平行放在孩子的頭上，或是將身高尺的頭部固定板移到孩子頭頂的位置。測量者稍微蹲下來，讓視線來到與固定板同樣水平面的位置，記錄孩子的身高，記得要記錄到小數點後一位。

STEP 3 雙人合作 至少量 2 次，差距不超過 0.4cm

- 若有兩個可以幫忙測量的人，可以請一個人注意孩子的姿勢是否標準，另一個人負責觀看身高數字並且記錄。
- 上述過程要重複兩次，每次都要請孩子離開測量尺或牆面後，再重新站好位置測量。如果兩次量出的身高差距在 0.4 公分以內，那麼將兩次的身高平均，就可以當作這次測量身高的結果。
- 如果兩次的身高相差超過 0.4 公分，那麼就要再量第三次，從三個身高數據中，取兩個最接近的身高，相加後除以 2，當作這次身高測量的結果。

剛剛好醫師 小提醒！

關於量身高，到底是在醫院量的準？還是在家裡量的準？我的答案是，在正確的測量方式下：「越常用的越準」，最常用的身高尺最準，最常幫孩子量身高的那個人，量出來的最準！例如：每次都由爸爸負責量身高，使用的也都是家裡同一處的身高尺，如此一來，就能減少身高尺或測量者不同而產生的誤差。

影響身高量測的因素，該如何克服？

就算仔細的量身高了，仍然可能失準，這是因為，會影響身高量測的因素實在太多了。使用的身高尺不同，協助量測的人不同，孩子量測時的姿勢略有差異，全都會影響。

★ 早上量的身高比較高！

此外，早晨與傍晚，人的身高也有些許的差異。不只一篇醫學研究發現，孩子「早晨測量的身高」比「傍晚測量的身高」多 0.5 ～ 0.8 公分。這是因為早上剛起床時，全身肌肉經過了一整晚的休息，站姿較穩定，比較不會因為姿勢不良造成測量失準。傍晚或夜晚時，人的脊椎承受了一整天軀幹的重量，脊椎與脊椎之間一塊如軟墊般的緩衝組織 —— 椎間盤，經過擠壓而彈性疲乏，進而導致晚上的身高比早上時還要矮。

★ 一段時間的身高變化，才具參考價值

身高量測時所有的不完美，都可以透過「量第二次身高」來克服。單次身高的重要性，遠不如一段時間內的身高變化來得重要。所以囉，每隔一段時間，使用同樣的身高尺，由同一位觀測人員，在固定的時間（例如：將量測時間固定在星期日早上，或是星期六晚上）所量測出來的身高，都是具有參考價值的。

剛剛好醫師 小提醒！

不用太拘泥於「一定要量出完美的身高」，只要測量的次數增加，測量間距拉長，每一次測量誤差所造成的影響都會被稀釋掉。孩子的「身高變化」在評估孩子的成長上更有價值。

該多久量一次身高？

我曾遇過爸媽每隔 1 到 2 週就幫孩子量一次身高，越量越焦慮，因為「孩子都沒有長高！」

先別著急，兒童時期，孩子長高的速度本來就沒有那麼快，短時間內身高的變化，大多只是量測的誤差而已。長高了，可能只是姿勢比較標準，量測時間剛好是身體徹底休息後的早晨；都沒長高，可能是孩子的站姿不標準，或是量測時，已經是身體比較疲乏的夜晚。

★ 每 3 個月量一次身高，最長的間隔不超過半年

1 至 2 週量一次，實在是太頻繁了，在臨床實務上，間隔 3 個月所量出的身高，醫生也僅僅是當作參考，半年以上的身高記錄，才有其可信度與價值。所以，我建議，每 3 個月量一次身高，最長的間隔不要超過半年。

頻繁量身高，反而會讓自己感到焦慮，如果爸媽真的很想追蹤孩子的身高，那麼我建議，最多最多 1 個月量一次就可以了！除了滿足自己的好奇心，也可以讓自己對於孩子身高的擔憂有個出口。

剛剛好醫師 小提醒！

千萬千萬切記，不要因為沒什麼長高就愁眉苦臉，也不要因為長高了不少就歡天喜地，孩子的成長是一個長期的過程，這次量起來不滿意，下次再量一次就好了，累積了幾次的數據，才能看出整體的趨勢。

量測完之後，用正確的方式記錄

留意了那麼多的細節，盡力的量好身高後，還有一件事情，務必要完成，以免前功盡棄。這件事情就是，要用正確的方式記錄。

重點！

一份基本的身高紀錄，應該要包含孩子的性別、出生年月日，測量的日期（年、月、日），而身高紀錄則要精確到小數點第一位。

「去年暑假 130.3 公分」「小學一年級時 120 公分」「半年前大概 110.5 公分」去年暑假？是暑假剛開始？還是暑假結束後？小學一年級？是一年級上學期還是一年級下學期？半年前？是整整 6 個月前嗎？還是 7 個月前？ 8 個月前？上述這些，都不是很理想的描述方式，身高的參考價值也大打折扣。

之所以需要日期與孩子的生日，是因為要去計算孩子的年紀，尤其是在生長發育的評估上，甚至會需要精確到「幾歲幾個月」的程度。辛辛苦苦量測的身高，也要仔細完整的記錄下來才行！

剛剛好醫師 小提醒！

關於身高的量測，我想跟爸媽說，不妨先暫時放下心中對於「完美與準確」的堅持吧！用時間來換取成長評估的可信度更有效率。許多次不完美的量測，累積起來的數據，其價值也遠遠勝過一次費心的測量。

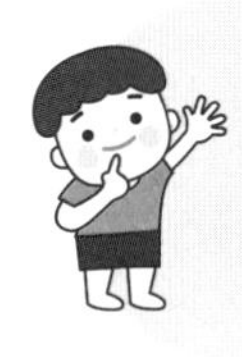

兒童生長曲線：孩子成長的 GPS，幫身高與體重導航

想像你正在一片茫茫大海中漂流，舉目所見，都沒有陸地的蹤影，面對這種光景，你最需要的，會是什麼呢？是地圖？是羅盤？還是一位經驗老道的船長？我會說，在孩子成長的旅程中，這些全都要！

兒童生長曲線，既是羅盤，也是地圖；不僅能讓爸媽知道孩子身高的排序，也能從中看出其應該成長的方向。就算是專業的兒科醫生，也得仰賴兒童生長曲線圖。畫出生長曲線，正是評估孩子身高體重的「起手式」，沒有使用生長曲線圖，所有對於身高的評估，都是空口說白話。

生長曲線圖是什麼？去哪找？

所謂的生長曲線圖，就是一群健康的孩童，「身高」「體重」「頭圍」隨著年紀逐漸成長的軌跡。「幾歲會長到幾公分？會不會長得太快？會不會長得太慢？」這些問題，全都可以在生長曲線圖上找到答案。

那麼，這張圖該去哪裡找呢？除了使用本篇 P.40 的資料當參考，爸媽們也可以到「兒科醫學會」或我的個人網站，下載完整 0 ～ 18 歲的版本。

生長曲線圖下載

兒科醫學會網站

https://www.pediatr.org.tw/db/files/37.pdf

黃世綱醫師個人網站

https://www.drgrowup.tw/2020/09/growth-chart.html

關於目前使用的生長曲線圖，其來頭可不小，可以說得上是集結了眾人之力，才制定出這樣一張可供參照的兒童成長軌跡。

0～7歲孩子的生長曲線，是根據世界衛生組織的資料，結合本土兒童的成長趨勢所訂立的。7～18歲的生長曲線，則來自一群健康的兒童與青少年，他們在學校的體適能測驗（如仰臥起坐、立定跳遠、800／1600公尺跑走）中達到了一定的水準。整體來看，這些生長曲線圖上的數據來自健康狀況在前段班的孩子，他們不僅身體健康，體能也不錯，因此，他們的身高與體重被用來當作該年齡層的標準範本。

剛剛好醫師 小提醒！

由於身高與種族和基因遺傳密切相關，不同人種的生長曲線略有差異，使用符合該地區的生長曲線圖非常重要。網路上，有不少人分享生長曲線圖，然而，在使用時，務必特別注意該生長曲線圖中的數據出處。不同人種，甚至不同國家的生長曲線圖，理論上是無法通用的。

★ 畫出孩子專屬的生長曲線

有了生長曲線「圖」，接下來，就要幫自己的孩子畫出生長曲線，透過孩子的生長曲線，來對照圖面上的資訊，進而得出孩子目前的成長狀態。

重點！ **我常用的四字口訣，是「找、對、塗、畫」。**

開始畫圖之前，先別急，「找、對、塗、畫」的「預備動作」，就是「找對圖來畫」。生長曲線圖有兩種版本，男生版和女生版，兩種是不一樣的，爸媽們千萬別弄錯了。

台灣男生生長曲線圖

身高暨體重 第 3、15、50、85、97 百分位曲線

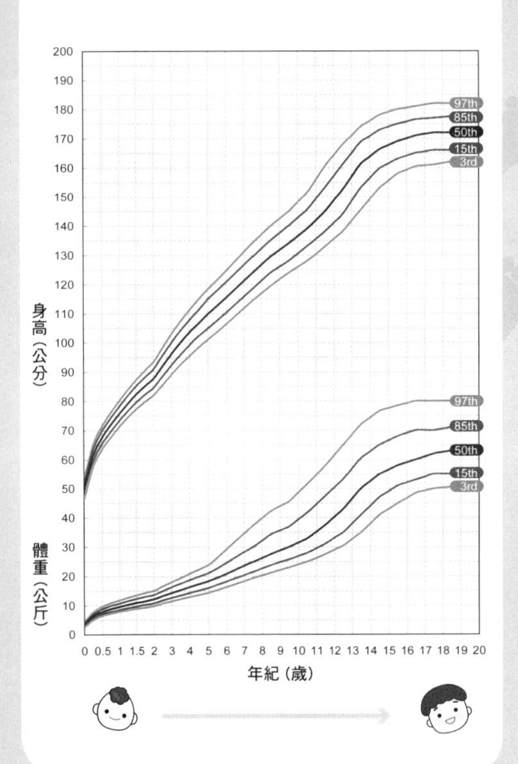

台灣女生生長曲線圖

身高暨體重 第 3、15、50、85、97 百分位曲線

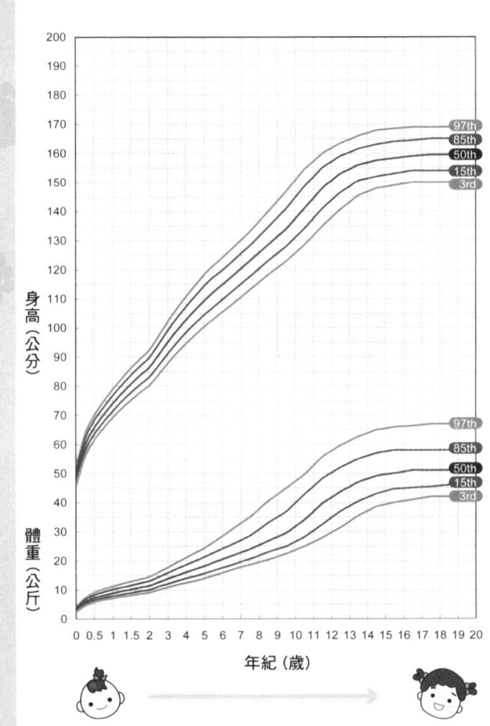

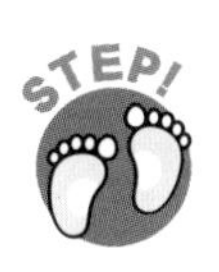

確認好性別，準備好正確的版本後，就可以進行以下的步驟：

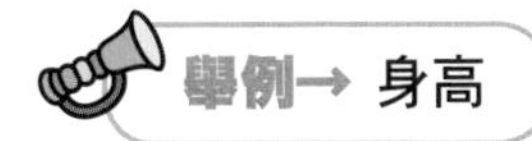

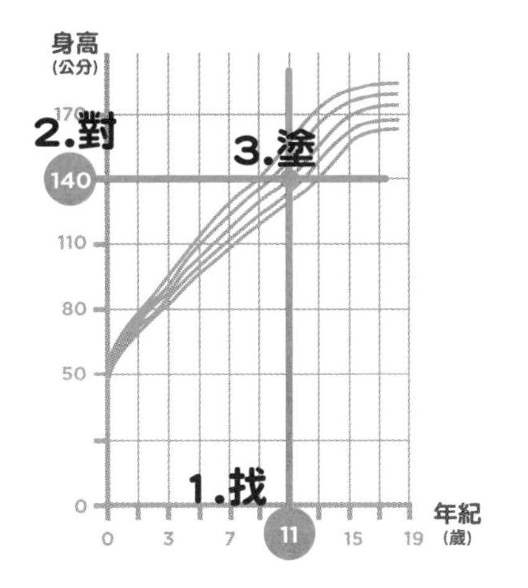

STEP 1 找年紀　在生長曲線圖的橫軸上，「找」到孩子的年紀，向上畫一條直線。

STEP 2 對身高　在縱軸上，找到孩子「對」應的身高，向右畫一條橫線。

STEP 3 塗圓點　在直線與橫線的交叉點，塗上圓點。

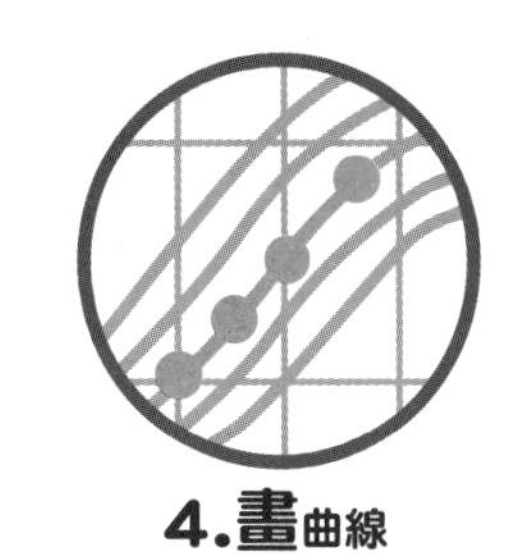

STEP 4 畫曲線　隨著孩子持續成長，重複上述三步驟，最後將圓點連線，「畫」出生長曲線。

完成後，就會在生長曲線圖上，擁有一條專屬於自己孩子的生長曲線！其餘如頭圍、體重，都可以用一樣的方法，畫出頭圍以及體重的生長曲線。

★ 解讀生長曲線

生長曲線圖上，原本就已經存在的 5 條實線（如下頁圖），我稱作「百分位參考線」分別代表著不同身材的孩子其成長的步調。

這 5 條百分位參考線，代表的是不同的「身高百分位」，意思就是，隨機挑選 100 位同年齡同性別的孩子後，孩子身高由高到矮的排序。

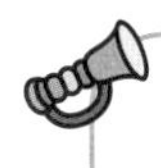

舉例→ 小明是一個 8 歲 6 個月的男孩，他的身高落在第 85 百分位。

表示在 100 個隨機挑選的 8 歲 6 個月的男生之中，小明的身高位於中上，比 84 個人高；反之，如果今天一個剛滿 9 歲的女生，名叫小美，小美的身高落在第 3 百分位，那就表示，隨機挑選 100 個 9 歲的女孩，讓她們依照身高排排站，身高落在第 3 百分位的小美，只比 2 個人高，位於倒數第 3 名。

結論→ 身高在第 3 到第 97 百分位，在醫學上都被認為是合理而正常的，倘若身高超過 97 百分位，或身高低於第 3 百分位，就屬於比較極端的狀況了！

如果孩子的身高不在第 3 到第 97 位百分位之間，爸媽也先別緊張，這不代表孩子一定有問題，只是：孩子的身高狀況比較少見，為了安全起見，需要讓兒科醫師進一步評估孩子的成長狀況。

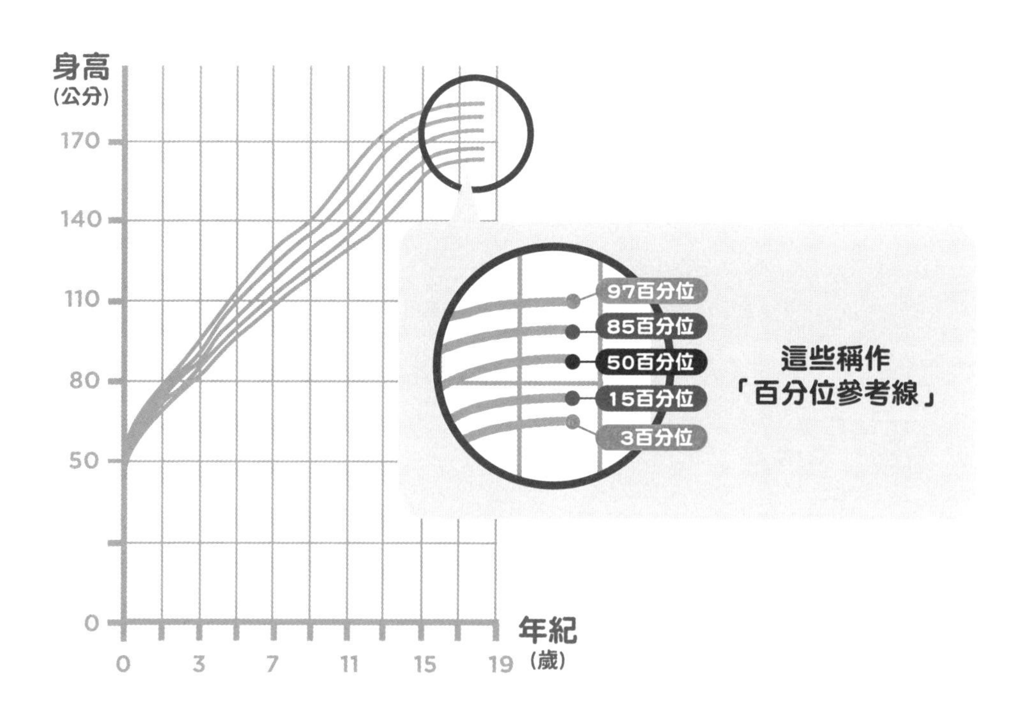

回顧過去，展望未來，預測孩子未來的身高

當進行完「找對塗畫」，得到一條專屬於自己孩子的生長曲線後，便可以進一步蒐集孩子過去的身高紀錄，例如：跟學校的保健室申請每學期的身高紀錄，再讓原本的生長曲線往左延伸，這個步驟，我稱之為「回顧過去」，可以藉此來了解孩子更早以前的身高成長是否有問題。如果「回顧過去」之後，得到的是一條與圖片上 5 條百分位參考線長得很相似的曲線，那表示孩子從過去到現在，一直依正常的軌跡在成長。

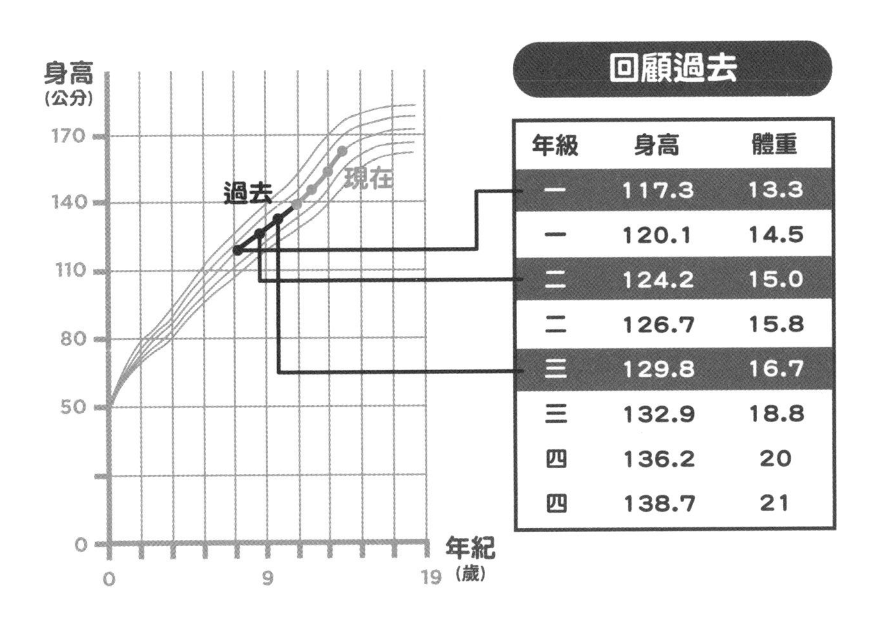

年級	身高	體重
一	117.3	13.3
一	120.1	14.5
二	124.2	15.0
二	126.7	15.8
三	129.8	16.7
三	132.9	18.8
四	136.2	20
四	138.7	21

生長曲線圖，除了用於「回顧過去」之外，更可以用來「展望未來」，當得知了孩子的身高百分位，也透過「回顧過去」，找出孩子大致的成長百分位後，可以預期的，孩子將沿著這個固定的百分位持續成長，那麼便可以去推估孩子1年後、3年後會長到多高，而當看向生長曲線圖面的右方，找到孩子 18 歲時的身高百分位，透過該百分位，也能進一步推測出孩子成年後的身高，這就是所謂的「展望未來」，預估將來成年身高！

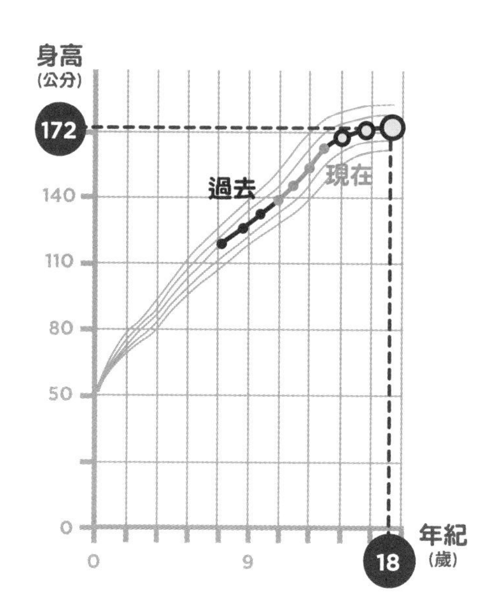

展望未來

身高在50百分位的男孩

16歲會長到170公分

18歲會長到172公分

★ 身高百分位較高，一定比較好嗎？

從生長曲線圖來「展望未來」會發現，小時候身高百分位比較高的人，長大之後也比較高，爸媽都希望孩子能站上身高百分位比較高的位置。

但我認為，無論身高百分位是高是低，都一樣好，不同的人，身高百分位之所以不同，最主要的原因，還是來自於父母的遺傳，只要孩子的生長曲線長得跟圖面上的百分位參考線差不多，擁有同樣的趨勢、陡峭的部分和平緩的部分跟參考線很相似，那麼，無論孩子是高是矮，都是健康的！

即使透過後天的努力，也不見得能靠人工的方式改變孩子的身高百分位。我們要做的，不是猛灌各種補品，期待孩子的身高排名能夠突飛猛進，而是要確保孩子的成長，走在正確的道路上，而不要走偏了而不自知。

剛剛好醫師 小提醒！

繪製生長曲線圖，就是幫助孩子順利成長的基本功。掌握生長曲線圖的繪製方式，便能了解，孩子過去的成長狀態是否合理，也能藉此預測 1 年後、3 年後甚至是成年後的身高。

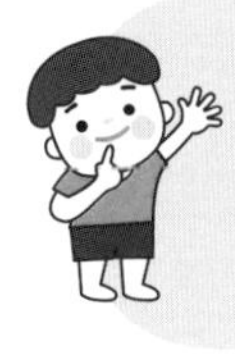

掌握 3 種生長曲線 不錯過孩子的黃金成長期

在孩子成長的過程中，許多事情都有補救的機會，如體重太重飲食不均衡，慢慢調整也還過得去，獨獨身高這麼一個特質，若在成長期出了什麼毛病，恐怕無法亡羊補牢，時間過了，就是過了，一旦沒有及時補救，就再也無能為力了。

儘管身高僅僅是一個外在特質，我也不認為必須耗盡心力不擇手段去追求「長高」這件事，但幾年下來，我也慢慢體會出，其實爸媽內心深處更害怕的，是「錯過」。

這裡我提供了三種有問題的生長曲線，這是判斷孩子身高成長是否異常最重要的一環，就是要讓各位爸媽，避免「錯過」、避免「如果我早一點發現……」「原本我可以……」的懊悔。

原則上，只要孩子的生長曲線落在 3 ～ 97 百分位之間，而且孩子生長曲線的樣子長得跟圖上的「百分位參考線」很像，絕大多數是沒有問題的。健康的孩子在成長的過程中，其身高百分位不至於有太大的變動，無論百分位高或低，如果隔一段時間量測出來的身高百分位都差不多，那麼我們就會認為這是孩子身高成長「正常發揮」的成果。

3 種有問題且必須看醫生的生長曲線

若身高百分位在一段時間內劇烈起伏，也就是説，身高的成長，如果沒有沿著固定的百分位成長，或多或少是有問題的。接下來，就讓我們進入正題，抓出 3 種有問題而且一定要看醫生的生長曲線。

★ 第 1 種〉〉漸行漸遠：原本不高，越長越矮

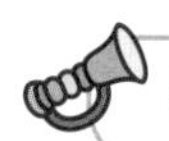

學例→ 孩子每次身高都落在第 3 百分位，真的沒問題嗎？

孩子身高敬陪末座，一定很擔心，先別急，好好觀察孩子成長的「趨勢」。如果隔了三個月到半年，孩子的身高都穩穩的維持在第 3 百分位，那麼，這就是孩子身高的正常表現，而身材的高矮絕大多數來自父母的遺傳，有時還真的強求不來。

不過，如果孩子的身高百分位逐漸掉出「線外」（如下圖左），也就意味著，孩子長高的能力受到了阻礙，當孩子的生長曲線離「第 3 百分位參考線」越來越遠，如此「漸行漸遠」的狀況，已經不能單用孩子的遺傳體質來去解釋了，得檢查是否有任何阻礙成長的疾病。

其實，身高這個特質，就像是考試中的一個學科一樣。有人對於數學的領悟力比較弱，但說得一口流利的英文；也有人一遇到化學就只能投降，但卻是一位體育健將。身高，就只是孩子身上的一個特質，我們要確保的，就是讓孩子在身高這個特質上，能發揮應有的潛力，並且不受任何疾病的影響。

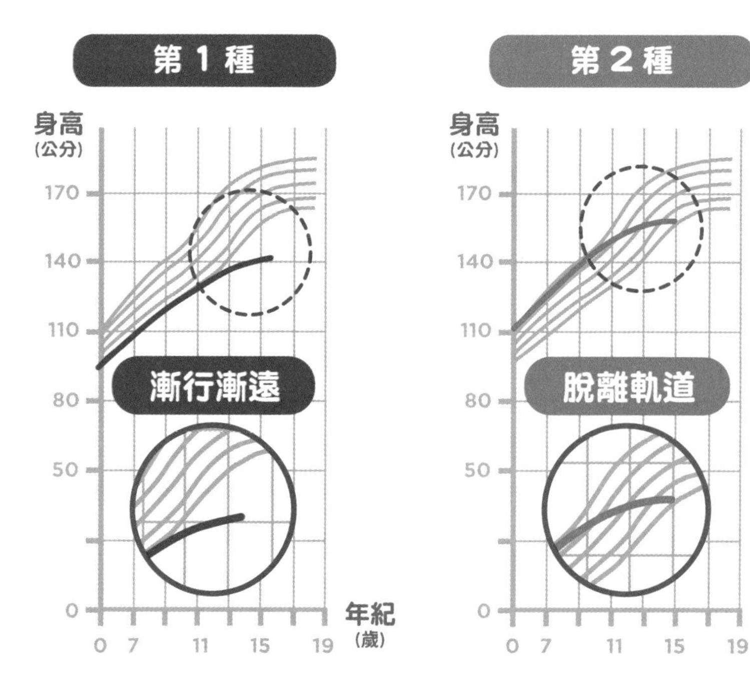

結論→ 當孩子的身高落在第 3 百分位，該做的就是固定每隔一段時間測量孩子的身高，並且將身高落點標記在生長曲線圖上，以免身高出現與第 3 百分位「漸行漸遠」的狀況沒有及時發現。若上述的狀況發生，則表示孩子的身高不僅不及格，連「長高的能力」也有問題，得盡快帶孩子找兒童內分泌科醫師評估。

剛剛好醫師 小提醒！

不少孩子因為先天的遺傳和體質，身高一直維持在 3%左右，爸媽會稱自己孩子是「3%俱樂部」的成員，而這群孩子通常沒有特殊的疾病，只能說，身高只是一個身體的特質，有些孩子的身體偏偏「志不在長高」，跟家長的期望背道而馳。不過，通常在 3%俱樂部裡的孩子，因為爸媽早早就意識到孩子身高偏矮，大多早早就醫追蹤身高變化，反而不是最讓人擔心的。

★ 第 2 種 〉〉 脫離軌道：身高中等，誤入歧途

舉例→ 孩子的身高一直維持在固定的百分位，但最近從第 50 百分位掉到第 25 個百分位，是否出現問題呢？

如同我們不斷提到的原則：「孩子在長大的過程中，身高會維持著固定的百分位增加」，如果身高百分位在成長的過程中減少，例如：從第 50 百分位落到第 25 個百分位，那就要注意了（如左頁右圖）！

那麼當身高百分位有變動，就要趕緊看醫生嗎？倒也未必，我們都知道考試成績起起伏伏，身高的變動也是類似的道理，有時候因為測量的誤差，可能這次量的身高百分位落後 1 ～ 5 個百分位，但是，下一次量，多長了一點，身高百分位回到原本的水準；面對身高百分位，我們不用擔心「短時間內的小變化」，但應該好好留意「長時間中的大變動」。

重點！ **爸媽可以將目光回到生長曲線圖面上的 5 條百分位參考線，〈兒童健康手冊〉中提過，當孩子的生長曲線「跨越」兩條以上的百分位參考線，就是看醫生的時機囉！**

不過，以兒童內分泌科醫師的立場來看，我認為「跨越兩條百分位參考線」這個標準有點太寬鬆了，而且，不同國家的生長曲線圖，百分位參考線的數量也不同，以美國為例，其生長曲線圖上就有 7 條百分位參考線，美國的兒科教科書便以「跨越兩條百分位參考線」為就醫的建議。台灣的生長曲線圖上，只有 5 條百分位參考線，如果跨越兩條以上的百分位參考線才就醫，表示孩子身高「脫離軌道」的狀況已經相當嚴重了。

結論→ 有不少狀況，都需要及早在醫療院所留下身高紀錄，才能銜接後續的診斷與用藥。我建議，當孩子的身高百分位跨越「一條」百分位參考線，且在半年內呈現「脫離軌道」的趨勢時，就該考慮就醫了！

★ 第3種 〉〉 忽然暴衝，小心早熟

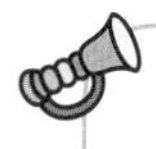

舉例→ 孩子的身高百分位在短時間內急遽上升「忽然暴衝」，是好事嗎？

在這種狀況下（*如右頁圖*），即可稱之為生長曲線的「大變動」。爸媽會發現孩子的生長百分位在短時間內進步很多，孩子的生長曲線比生長曲線圖上的百分位參考線來得陡峭許多，原本身高在中段班的孩子，才經過一小段時間，就贏過班上好多同學。

咦？長高難道不是一件好事嗎？長高當然是好事，但是，當孩子的身體「在不對的時間，做出了對的事情」，最後產生的，還是不對的結果。

「健康的孩子在成長的過程中，身高大致會沿著固定的身高百分位增加」，這個狀況在孩子 2 歲之後一直到青春期之前，幾乎是不變的鐵律。而當孩子的身高百分位急遽增加，便要注意這段時間的身高增加，會不會是青春期快速發育時才會出現的「身高衝刺」。

第 3 種

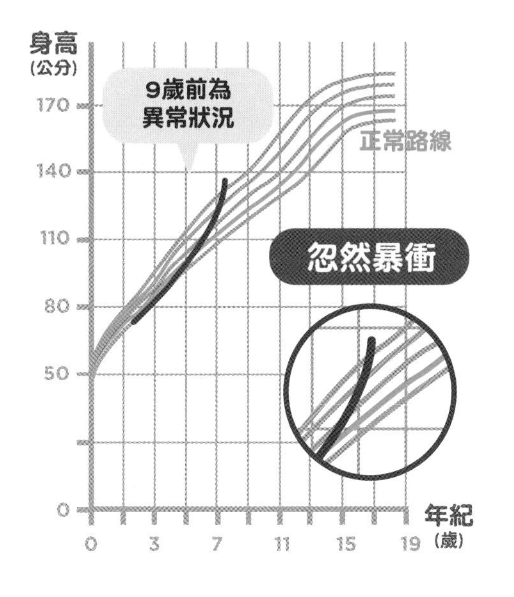

性早熟男孩身高走勢

**男孩9歲前
身高排名突然增加，
生長曲線變得比較陡峭，
可能是性早熟導致的
成長加速！**

重點！ **倘若女生在 8 歲之前，或是男生在 9 歲之前，就已經出現「身高衝刺」的狀況，就要擔心是不是太早發育的性早熟了。性早熟有許多原因，也得讓兒童內分泌科醫師仔細評估才行。**

結論→ 「忽然暴衝」的狀況，最容易被輕忽，孩子快速長高，大家高興都來不及了，怎麼會想到連「長高」都會是一種疾病的表現呢？這時，更顯示出生長曲線圖的重要性。以男孩為例，如果沒有定時幫孩子繪製生長曲線圖，性早熟的男孩往往得等到變聲了才會被家長發現，也很容易錯失及早治療的時機；倘若有定期幫孩子繪製生長曲線的習慣，那麼，就可以及早發現這個「忽然暴衝」的現象，盡早就醫。

2 歲以內，身高百分位偶有起伏，大多正常

即使前面提到的「身高會沿著固定的百分位增加」，但有個例外的狀況，那就是：在 2 歲以前，身高、體重百分位常常會變動。這是因為孩子剛出生時，其身材的高矮、體重的胖瘦，跟寶寶在媽媽肚子裡的營養狀態比較有關係，而出生後，一直到 2 歲左右，媽媽和爸爸遺傳給寶寶的體質開始運作，所以，孩子的身高體重在這段時間都會慢慢修正回原本遺傳體質應有的狀態。

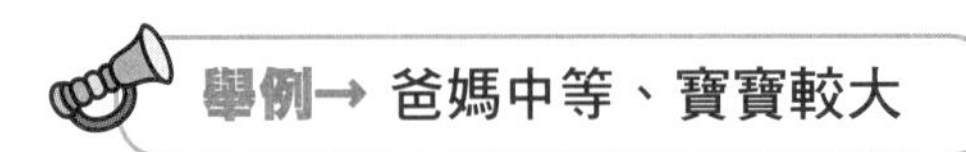

學例→ 爸媽中等、寶寶較大

身材中等的父母，如果懷孕的過程很順利，加上懷孕期間營養充足，孩子出生時，身高和體重可能會落在較高的百分位，出生之後，孩子身高體重的成長受到遺傳體質的影響，原本身高的排名很前面，但因為遺傳到爸媽身材中等的特質，身高就很有可能慢慢向下「修正」，回到平均值。

學例→ 爸媽很高、寶寶嬌小

同樣的道理，當爸媽身高都很高，卻因為懷孕期間的一些小插曲，導致寶寶出生前的營養狀況略遜一籌，以至於孩子出生時身高偏矮，像這樣的孩子，只要照顧得宜，也很有機會在 2 歲以內，身高就慢慢從後段班回到前段班。

結論→ 簡單來說，孩子出生時的身高與體重，主要受到母體的環境與營養所影響，一旦孩子脫離母體，孩子早年的身高的變化，則受到父母遺傳體質的影響居多。

有些細心的爸媽發現孩子出生後幾個月，身高排名逐漸落後，自責不已，擔心是不是沒有把孩子照顧好，導致越長越矮？當有了前述的觀念，我們就會明白，孩子身高排名在 2 歲以前起伏不定的主因，不是爸媽疏於照顧，而是父母給予孩子的遺傳體質所影響。孩子出生後，身高本來就會慢慢自然回歸到自身遺傳體質應有的狀態。醫學研究也發現，這並不是少見的狀況，大約有2／3的幼兒，會經歷這個向下修正，或向上回歸的過程。

所以囉，2 歲之內的生長曲線，出現「向下修正」、「向上回歸」的表現，都是挺常見的現象，跟營養狀況不一定有關係，這些生長曲線向上或向下的變動，僅僅是反應了父母的給予孩子的遺傳體質罷了。此外，在嬰幼兒時期，孩子有很多的機會被帶到健兒門診接受預防針注射，也有醫護人員幫忙把關身高和體重的成長，爸媽可以不用太擔心！

剛剛好醫師 小提醒！

孩子的生長曲線，是身體各個器官系統是否順利運作的綜合指標，在身體健康的狀況下，就會是一條沿著固定百分位延伸的曲線。反之，當疾病來攪局，便可能產生明顯的震盪。臨床的經驗說明，光是靠仰賴孩子身高記錄，加上生長曲線，就能及時診斷各種與生長發育有關的疾病。生長曲線是避免遺憾最簡單的工具，更是醫師評估孩子時最重要的第一步。爸媽們還沒幫孩子畫過生長曲線嗎？不如就從現在開始吧！

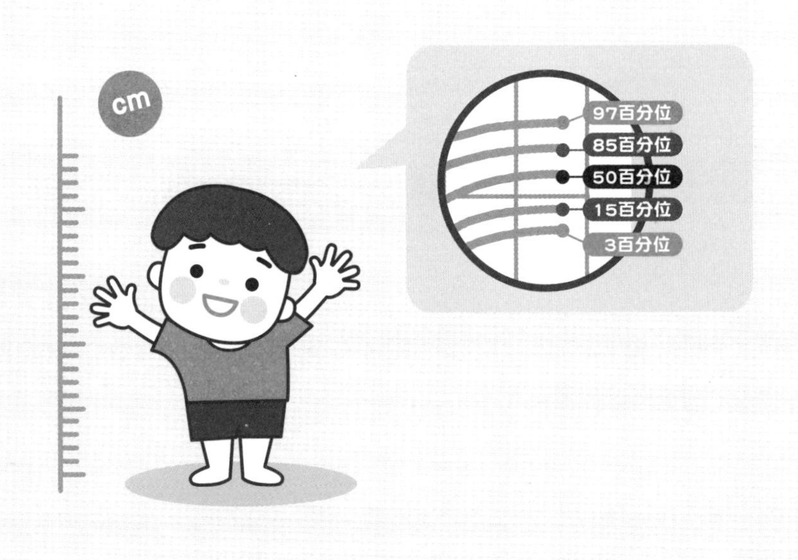

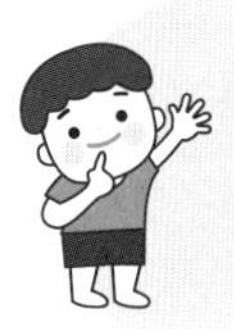

預估孩子身高的 3 種方法
別被「預估的身高」打擊信心

可以預先知道孩子將來能長多高，是件非常吸引人的事情。隨著爸媽越來越關注兒童成長的議題。門診中，我也遇過不少家長熱切的詢問：「是否可幫忙預測孩子將來會長到多高呢？」

然而，預估出來的身高若是不準，為何還要預估？如果很準，若預估出來的身高偏矮，是否就沒有轉圜的餘地呢？這邊我先賣個關子，先來聊聊兒童內分泌科醫師幫孩子預估成年身高的三種方法吧！

方法 1　用爸媽的身高預測

孩子的身高，有 70 ～ 80%左右來自於父母的遺傳。因此，可透過父母的身高來預估孩子將來會長到多高。下面公式所計算出來的，就是孩子成年後的「遺傳身高」（Midparental Height），即孩子健健康康成長，不發生重大疾病，最後長到成年時，最有可能達到的身高範圍。

遺傳身高計算公式

單位：公分

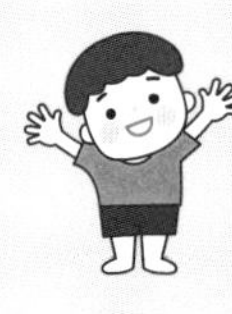

男生成年身高 $= \dfrac{\text{父親身高} + \text{母親身高} + 12}{2} \pm 7$

女生成年身高 $= \dfrac{\text{父親身高} + \text{母親身高} - 12}{2} \pm 5$

★ 公式怎麼來的呢？

「遺傳身高」的公式前半段，將父親身高與母親身高相加，即是假定父母的遺傳體質對於孩子的身高各有一半的影響。父母身高相加後，依男孩女孩不同，而有加 12 與減 12 的差異，則是華人族群男女之間身高的平均差異。

最後的加減 7 與加減 5，則是男生與女生身高分佈的可能範圍。孩子最終的成年身高有 70 ～ 80％的機率會落在上述的範圍中。

「這個公式也簡單到讓人有點懷疑的地步了吧？」聰明的爸媽，一定跟我有著一樣的想法。一點也沒錯，上面的公式只是很粗略的估計，臨床上，只要看到孩子的身高往這個「大方向」前進，基本上就不會有太大的問題了！

方法 2 用身高百分位來預估成年身高

大多數的孩子，會沿著固定的身高百分位成長。因此，要判斷孩子身高成長的「大方向」是否正常，就要仰賴「身高百分位」，也就是第二種預估身高的方法！透過孩子目前的身高百分位，可以推估出孩子在成年之後的身高排序，進而預測長大成人之後的身高。

男孩

若男孩目前 9 歲，身高位於第 50 百分位，依照「身高會沿著固定的百分位成長」的原則，可以合理的預測，當孩子長大成人，其成年身高也會落在第 50 百分位附近，這時，只要查出來男生 18 歲時，第 50 百分位是多高，就可以預測出孩子成年的身高了！（請參照「用生長曲線圖展望未來」圖 P. 44。）

女孩

若女孩目前身高落在第 85 百分位，同理，從生長曲線圖上找到女孩 18 歲時，身高 85 百分位的高度是 165 公分，那麼即能預測出，當女孩長大成人，身高會是在 165 公分左右。

剛剛好醫師 小提醒！

相較於方法 1，用方法 2 來預測孩子的成年身高，會更貼近孩子的現況。醫生會同時使用兩種方式，來評估孩子的身高是否合理。如果透過父母身高預估出來的「遺傳身高」與用身高百分位預估出來的成年身高有太大的差距，那麼就要進一步尋找可能的原因。

方法3 用骨齡預估身高

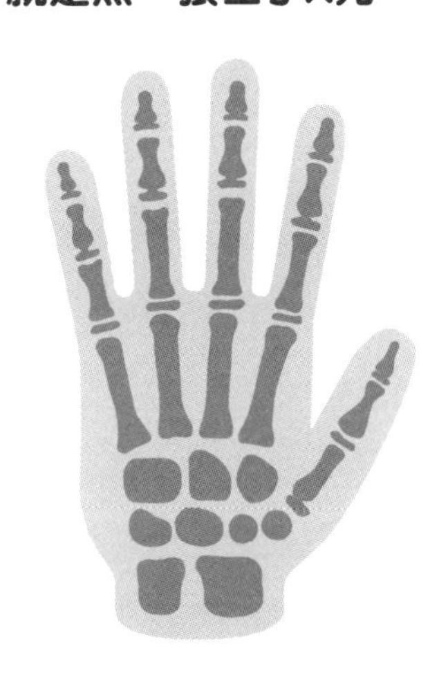

臨床上相對可信的方法：用骨齡來預估孩子的成年身高。所謂骨齡，就是骨頭的年齡，醫生會透過孩子左手的 X 光判讀出骨頭的年紀。

骨頭的年紀與身高成長的潛力息息相關。隨著骨骼逐漸成熟，骨齡越來越大，孩子的身高也將逐漸定型。一般來說，男生的身高可以長到骨齡 16 歲，女生的身高則可以長到骨齡 14 歲。有了骨齡，也就能透過孩子目前的身高，去預測孩子長大後的身高。

預估出來的身高準嗎？別被預估身高打擊信心

關於身高預測這件事，真的是讓人既期待又怕受傷害。預估出來的身高很高，爸媽當然喜出望外，預估出來的身高偏矮，則難免讓人感到氣餒。我想要強調的是：「別被預估的身高打擊信心！」預估的身高準不準，醫生也不見得有多大把握，畢竟每個孩子的遺傳體質、營養狀況、生活作息都不一樣。

退一步來思考，影響身高的因素非常多，而孩子的成長是一個連續不可分割的過程，僅僅用一次「當下的身體參數」就去預估孩子「未來的身高」並不是那麼踏實，何況仰賴的還是一道簡單的公式。

其實，醫生幫孩子預估身高的目的，並不在於身高，而是要找出「極不尋常」的狀況，例如：預估的身高特別矮，當這種情況發生時，就要留意是不是有疾病來攪局，影響孩子的成長。

有時，爸媽對於預估的身高不滿意，我都會做此比喻：預估身高，就像是算命一樣！早年有些算命師會在天橋上擺攤，當你經過，便會在你後頭喊著「先生先生，小姐小姐」，希望引起你的注意。不回頭還好，等你一回頭，他便會拋出一句：「先生，我看你印堂發黑，恐有劫數……」「小姐，最近要小心遭小人，落人口實……」短短幾句話，就在人心裡留下滿滿的疙瘩。

我想，應該沒有多少人會相信算命師，憑著這短短幾十秒的相會，就能準確的預估未來吧！預估出來的身高也是一樣的道理，不預估還好，一預估出來，若是無法符合爸媽的期望，反而變成一種阻礙，像是鞋子裡的小石子，每走一步，都感覺到這個「預估身高」不僅扎腳，還阻礙自己前進。除非預估出來的身高太過極端，要持續追蹤或是進一步檢查，否則那就僅僅是一次稍有科學依據的「推測」而已，不用過度在意。

剛剛好醫師 小提醒！

既然預估出來的身高準確性有待商榷，那該怎麼辦？一如前述，單一次的身高預估，算不準的機率比較高。但是，若能持續追蹤，透過孩子的身高變化，每隔一段時間，都重新預估一次將來的身高，就能透過不只一次的「預估身高」，看出整體成長的趨勢。

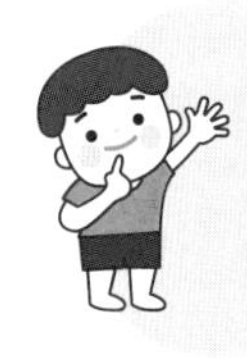

矮，是事實還是錯覺？其實孩子沒那麼矮！

你曾經遇過這樣的狀況嗎：孩子剛上小學，剛轉換班級，接孩子上下學或家長會的時候，赫然發現孩子在班上居然是身高偏矮的那一位。

你將這件事情與家人討論時，沒想到，大家各有各的想法。長輩覺得孩子偏矮，一定有問題，催促你快帶孩子給醫生檢查；另一伴，若無其事，覺得這不是什麼大礙，說孩子都有在長高，加上自己小時候也是偏瘦小的體質，等長大了就會抽高了，安啦！你想到自己的身高似乎也不是特別出眾，孩子或多或少遺傳了一點自己的體質，但是，又怕這「自圓其說」的想法，會不會反而忽略了孩子身材矮小的警訊，錯過看醫生的黃金時間？

如果你曾經為此感到困擾，那麼一定要學會以下三種判斷是否矮小的「比較法」，確保孩子的身高走在合理的路上。

方法1 自己跟別人比：身高小於第3百分位，才是身材矮小

第一種比較法是最常用的：跟其他人比較。但是，這個「其他人」指的不是孩子的同學、鄰居或朋友，而是「一群身材高矮合理分佈」的孩子。這群孩子自然不會是同班的同學，畢竟，有時候高個子可能剛好集中在同一班；也不會是住隔壁年紀相仿的鄰居，而是經過嚴格篩選，足以代表該年齡層身高分佈的一群人，而這群人就在生長曲線圖上。

我們可以想像，生長曲線圖上「住」著一群孩子，這些孩子依據身高，由「高」排到「矮」，就是「身高百分位」。百分位越高，身高的排名也就越前面，百分位越低，身高的排序也就越後面。

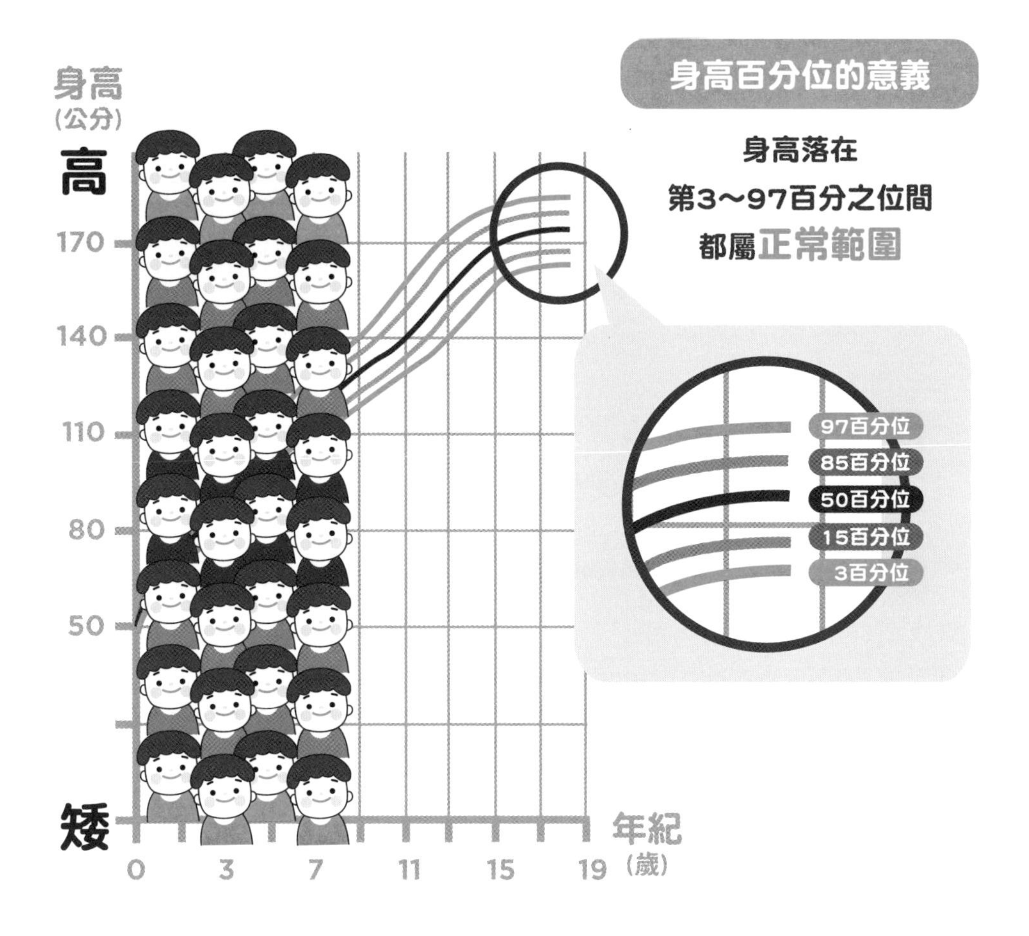

而這群「住」在生長曲線圖上，被當作比較基準的孩子們，可是經過精挑細選的。舉例來說：被當作參考標準的嬰幼兒，都以母乳哺育為主，在良好的衛生環境下成長，同時，家長也在適當的時機添加了副食品，而大一點的兒童與青少年，則是在學校體適能測驗都達到前 25% 的水準，才能成為參考的依據。

這些生長曲線圖上供比較的孩子，不僅在生活上得到良好照顧，健康狀態良好，體能上也不落人後，身高、體重都足以代表該年齡層的正常標準。所以，與這群最具有代表性的人比較，才是最有參考價值的。

剛剛好醫師 小提醒！

當身高排序小於該年齡層的第 3 百分位，才符合身材矮小的定義。有些人會認為，身高位於 15 百分位真的太矮了，或是身高位於第 65 百分位還不夠高，其實，孩子的高矮，本來就會因為遺傳體質而有所不同。身高落於極端值，才有臨床上的意義，也才需要積極檢查，找出是否有影響身高成長的疾病，否則在大多數狀況下，孩子身材的高矮反映的是父母給予的遺傳體質。

方法2 自己跟自己比：身高百分位驟降須小心

自己跟自己比，就是拿孩子自己「現在」的身高百分位跟孩子「過去」的身高百分位來比較，而這比「自己跟別人比」更為重要，因為這時使用的參考依據是孩子本人，由於遺傳體質沒有改變，會導致身高排名劇烈變化的，恐怕就只有外在因素或疾病了！

舉例→ 從第 50 百分位忽然降至第 25 百分位

這種狀況發生時，孩子的生長曲線就會呈現出前面提過的「脫離軌道」的趨勢（請參照 P. 45〈掌握 3 種生長曲線，不錯過孩子的黃金成長期〉），其走勢就會和生長曲線圖上的「百分位參考線」有明顯的落差。如果身高百分位在成長的過程中驟降，表示孩子「長高的能力」受到了不明原因的干擾，這個原因，可能是疾病、可能是藥物、或是特定的遺傳疾病。

舉例→ 持續維持第 3 百分位，排序沒有大變動

反過來看，如果孩子原本的身高位於第 3 百分位，隔了 3 個月到半年再量測，身高的排序沒有太大的變動，仍然位於第 3 百分位，這就表示孩子的身體因為遺傳體質的關係，原本就被設定在這樣的高度。儘管第 3 百分位並不高，但能夠維持著固定的百分位成長，也就代表孩子「長高的能力」並沒有受限，即意味著孩子的身體在「長高」這件事上，已經發揮了應有的潛力。

方法3 跟父母給予的遺傳身高比：跟將來成年的身高百分位比

最後，則是跟爸媽給予的「遺傳身高」比較。即依照 P.52〈預估孩子身高的 3 種方法〉中的公式使用父母身高計算而出的數據，也就是孩子健康成長不生病的狀態下，長大成人後的身高；並用這個計算出來的「遺傳身高」，在生長曲線圖上找到「遺傳身高」的身高百分位，用「遺傳身高」的身高百分位跟「現在身高」的身高百分位互相比較，若沒有明顯的落差，便代表孩子的身高正在合理成長的路上。

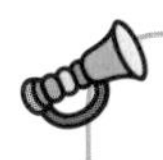

舉例→ 若有一位 8 歲男孩，身高 127 公分，對照生長曲線圖後，會發現孩子「現在身高」大約落在第 50 百分位。

假設他的爸爸身高 170 公分，媽媽身高 160 公分，那麼男孩子的遺傳身高會是：（170+160）+12 ／ 2=171 公分。在男孩的生長曲線圖上，找到年紀 18 歲、身高 171 公分的位置，會發現其大致落在第 50 百分位，這個第 50 百分位，就是爸媽遺傳給孩子的身高排序，也就是「遺傳身高」的身高百分位。

結論→ 男孩成年後的「遺傳身高」落在第 50 百分位，而他「現在身高」也落在同年紀的第 50 百分位左右，兩者百分位非常接近，這便表示孩子目前的身高是合理的。反之，如果孩子的「遺傳身高」落在第 50 百分位，而他「現在身高」卻只排到了第 10 百分位，則表示孩子目前的身高狀態，還沒有發揮父母給予的遺傳潛力，究竟原因為何，就有賴醫師抽絲剝繭尋找原因了。

身高百分位落差過大

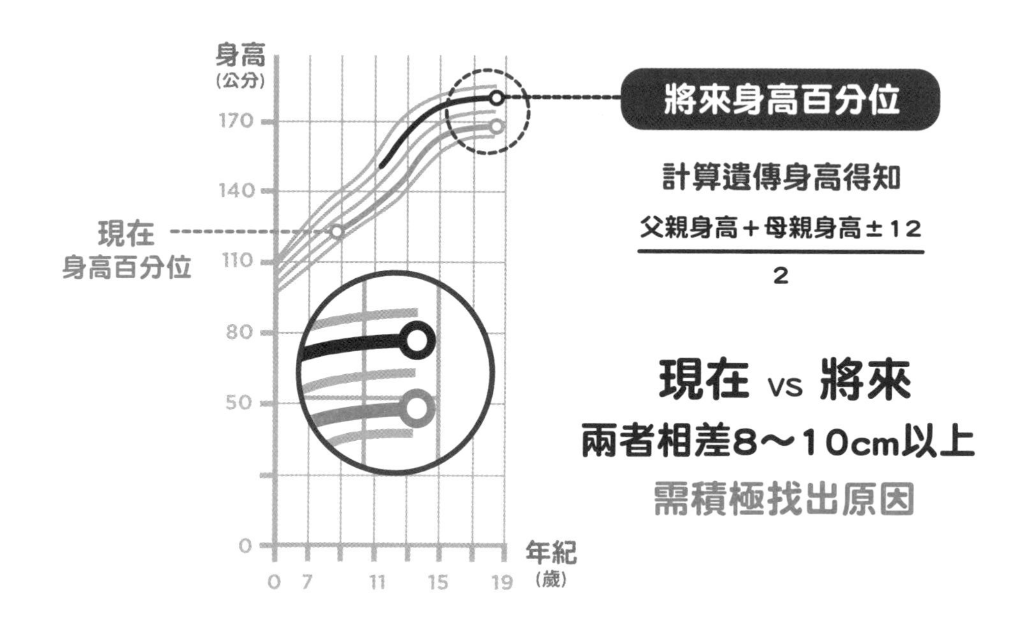

剛剛好醫師 小提醒！

透過上述 3 種比較法，可以找出真正需要幫助的孩子。自己跟別人比，可以評估孩子「現在」的身高是否過矮；自己跟自己比，可以得知孩子跟「過去」的身高排序比較是否落後；跟父母給予的遺傳身高比，則是讓孩子跟自己「未來」的身高排名去比較。

透過「現在、過去、未來」這三種比較方式，就能萬無一失的評估孩子身高是否合理。嚴格說起來，當孩子的身高小於第 3 百分位，身高的排名逐漸下降，加上身高的排名遠低於遺傳身高應有的排序，才符合身材矮小的定義，也才是爸媽需要擔心的身材矮小，若不盡快就醫，可能會延誤診治的時機。

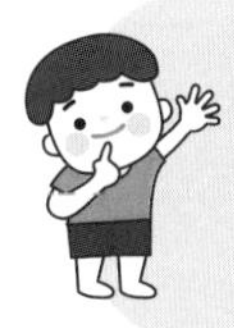

成長發育的期中考 「長高的速度」=長高的能力

除了運用生長曲線圖，透過三種「身高比較法」來判斷孩子身高的成長是否合理，還有沒有什麼快速又簡便的方式，可以在短時間內判斷孩子長高的能力呢？

有的，那就是「長高的速度」！身材的高矮人各有異，長高的速度卻是人人相仿。若說身材的高矮反映的是孩子的遺傳體質，那麼，「長高的速度」反映的則是孩子「長高的能力」。

兒科學的教科書中，也將兒童「長高的速度」視為和心跳、血壓、呼吸等生命徵象同等重要的指標。對於一個健康的孩子來說，當長高的速度下降，也就暗示著身體出了狀況，例如：長得太慢、成長停滯、身高排序漸漸落後等，便可能是疾病導致孩子的成長能力受限。

掌握孩子每個階段長高的速度，就能在身高出現異狀時立刻發現；此外，也能透過長高的速度，了解孩子是否進入了黃金成長期，為健康的成長打好穩固的基礎。

青春期前，身高成長依循五倍數法則

孩子出生後第一年，0 歲到 1 歲這段時間，平均會長高 25 公分，是一生中身高成長最快的時候；脫離了嬰兒期，在 1 歲到 4 歲這段時間，身高的成長逐漸趨緩，平均下來，每年會長高 10 公分，而在 4 歲之後，一直到青春期之前，身高成長則來到最穩定的階段，平均每年會長高 5 公分。這身高成長的步調：25 公分、10 公分、5 公分，全都是 5 的倍數，所以被稱作身高成長的 5 倍數法則（Rule Of Fives）。

在孩子 0 ～ 5 歲時，由於孩子會反覆至健兒門診接受預防針注射，身高的成長可交由醫療人員把關。而在孩子 5 歲之後，就得仰賴爸媽來留意孩子的身高了，依照身高成長的 5 倍數法則，4 歲以後一直到青春期前，孩子每年平均要長高 5 公分，而這個 5 公分的成長速度，仍會因個人的體質而異，一般來說，脫離嬰幼兒時期，一直到青春期之前，孩子每年身高成長 4 ～ 6 公分，才算是合理的範圍。

身高成長的 5 倍數法則（Rule Of Fives）

年紀（歲）	每年（CM）	小提醒
0 ～ 1	25	● 常需打預防針量身高，記得將身高記錄在兒童健康手冊上
1 ～ 4	10	● 1 ～ 2 歲約長高 12 公分 ● 2 ～ 3 歲約長高 8 公分
4 ～ 青春期之前	5	● 每年長高 4 ～ 6 公分為合理範圍，若一年長不到 4 公分，可能是： ・內分泌系統問題，如生長激素不足、甲狀腺素低下 ・腸胃道慢性發炎以至於營養吸收不良 ・特定藥物的影響 ● 當孩子長高速度加快，超過每年 6 公分，有可能是開始發育，進入了身高衝刺期 ・多數女孩在 10 ～ 11 歲時，平均每年可長高 6 公分以上 ・多數男孩在 12 ～ 13 歲時，平均每年可長高 7 公分以上 注意！ 若女孩 8 歲前，或男孩在 9 歲前，長高的速度超過每年 6 公分，就要留意是否為性早熟。

★ 每年長高 4 ～ 6 公分才是合理範圍

合理的長高速度，是身體各個器官系統通力合作的成果，所以孩子「長高的速度」，會是身體在成長發育方面是否健康最敏感的指標。

在青春期之前，觀察長高速度的目標在於「找出疾病」。成長只有一次，特別是在青春期時，孩子進入身高衝刺階段，身高成長的進度將會朝向終點迅速邁進，許多嚴重影響身高的疾病，若沒有在青春期之前得到妥善的處置，等到青春期後才來診治，往往都無法力挽狂瀾。

青春期之前，若孩子一年長不到 4 公分，很有可能是內分泌系統的問題，如生長激素不足、甲狀腺素低下，或是腸胃道慢性發炎以至於營養吸收不良，甚至是某些特定藥物的影響，都可能會導致身體連一年 4 公分都長不到。

而孩子在 4 歲後，還沒進入青春期之前，若長高的速度忽然大幅躍進，每年長高超過了 6 公分，那麼就要留意是否發育過早，導致正常青春期才會出現的「生長加速」（也就是老一輩說的抽高）在不對的時間發生了。透過身高的變化，也可以判斷孩子是否出現了性早熟的跡象。

長得太慢，可能是疾病拖累了身高的增長；長得太快，則可能是性早熟導致長高的步調大幅失序，青春期之前，每年長高 4 ～ 6 公分，剛剛好！

青春期，從長高的速度來看是否發揮成長的潛力

當孩子逐漸成長，計算「長高的速度」，更可以幫助爸媽在第一時間掌握孩子是否進入了青春期。女生 8 歲以後、男生 9 歲以後，便是可能開始發育的時間，但發育的步調依據每個人的遺傳體質不同，有些人很早，有些人很晚，爸媽都怕錯過孩子轉大人之際身高成長最快的階段，這時，「長高的速度」就可以派上用場了，持續記錄孩子的身高，就可以透過長高的速度來間接推測孩子是否發育了。

女孩 〉〉 8 歲以後

從胸部開始發育一直到月經來潮前，是所謂的黃金成長期，長高的速度最快。以台灣的女孩為例，多數的女孩在大約 10 ～ 11 歲時，也就是小學四、五年級時，長高的速度會達到顛峰，平均每年可以長高 6 公分以上。

男孩 》》9 歲以後

男生則比女孩晚得多，一直要到發育的中後期，當陰莖變粗、開始變聲的前後，才會有最快的生長速度。多數台灣的男孩在 12 ～ 13 歲時，也就是七、八年級時，會進入黃金成長期，在這段期間，每年身高平均可以成長 7 公分以上。

在黃金成長期「女孩每年長高 6 公分以上、男孩每年長高 7 公分以上」是多數孩子的平均狀況。實際上，每個孩子仍略有差異，有不少孩子一年就抽高了 10 幾公分（參照下圖），其成長的幅度，依據父母的遺傳體質而定。

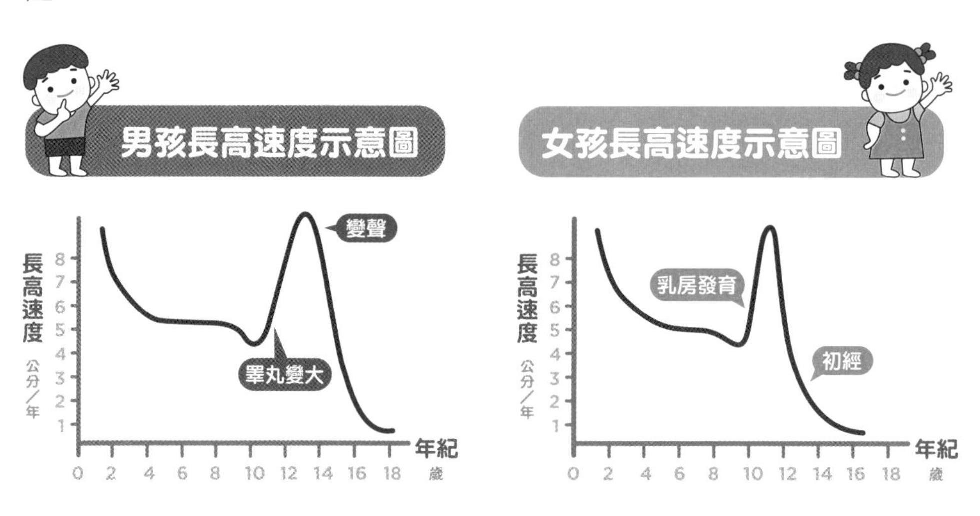

重點！ **當孩子長高的速度越來越快，計算出來超過了每年 6 公分，就很有可能是進入了青春期的生長加速階段。**

剛剛好醫師 小提醒！

除了身高，爸媽更應該重視在這段轉大人的時期中，是否幫助孩子維持順利成長的基礎：良好的運動習慣、充足的睡眠、均衡的營養，基礎穩固了，孩子的身體自然能充分發揮潛力，在黃金成長期中長到理想的高度。倘若孩子身高成長的幅度不盡理想，不如就回頭檢視看看生活中是否有需要加強之處吧！

計算生長速度的具體作法？

門診時，常遇到孩子隔兩至三個月回診時，爸媽發現孩子身高成長的狀況不如預期，懊惱不已，有時換算起來，孩子一年長不到 4 公分。

面對這種狀況，我往往會安慰家長說：「再等等看，給孩子一段時間，不要著急。」

幾個月後，孩子再回診，身高果然如我預期，慢慢長上來了。此時，家長會驚訝的問：「醫生，你怎麼都老神在在？居然這麼有信心！」

這是因為，成長不能急於一時，身高的改變，需要一段時間才能看得出來，也才看得準。

★ 每 6 個月的身高變化，才具臨床意義

其實，臨床上，三個月的身高變化，僅能當作參考，間隔六個月的身高變化，才具有臨床意義！

有許多因素會影響身高測量的結果，量測的時間不同、使用的身高尺不同、協助測量的人不同，加上孩子每次的站姿往往都有那麼一點點差異，要減少這些誤差所造成的影響，其實也沒有什麼訣竅，最好的方式就是將量測的間隔拉長。當量測的間隔拉長，誤差所造成的影響也就不會那麼顯著了，量測出來的身高變化也才能真正反映出孩子的成長速度。

具體而言，當孩子脫離幼兒期，一直到青春期之前，幫孩子量測身高時，可以這麼做：

1. **每 3 個月量測一次身高，每次至少要長高 1 ～ 1.5 公分。**
2. **使用間隔 6 個月的身高，計算身高成長的速度，6 個月至少要長高 2 ～ 3 公分。**
3. **無論使用 3 個月或 6 個月的數據，換算下來，一年應該要長高 4 ～ 6 公分。**

爸媽心裡可以有先個底：三個月的身高變化，當作參考就好，如果三個月的數據換算下來，長不到1公分，也別太擔心，除了前面所提到的測量誤差外，孩子的成長速度在一年之中，其實是有快有慢的，這一年之中長高速度快慢不一的狀況，也會影響計算結果，很有可能這次長得比較慢，下一次就長回來了！

剛剛好醫師 小提醒！

用三個月的身高變化換算後，也可能出現長高的速度超過一年 6 公分的情況，若女孩在 8 歲之前，或男孩在 9 歲之前，長高的速度超過每年 6 公分，就要小心是否為性早熟導致，可以收集好半年的身高紀錄，利用間隔六個月的身高變化，再換算一次長高的速度。若真的長得太快，半年長高超過 3 公分；或是長得太慢，半年長不到 2 公分，那麼，就帶著孩子的身高紀錄，讓兒科醫生評估吧！

長高的速度，就是生長曲線圖上，成長軌跡陡峭的程度

心思更細膩的爸媽們會發現到，其實「長高的速度」就是生長曲線圖上曲線陡峭的程度，也就是孩子身高成長的「趨勢」。在評估兒童成長是否合理時，「長高的速度」是最直接而精簡的指標，只要把握住「4 歲之後，青春期之前，每年應該長高 4 ～ 6 公分」這樣的準則，就能及時抓出許多需要醫師幫助的孩子。當發現孩子長高速度漸漸變快時，也就能為即將到來的青春期做好準備，參與孩子一生一次的黃金成長期！

第2章

影響身高的關鍵：生長激素、骨齡、生長板

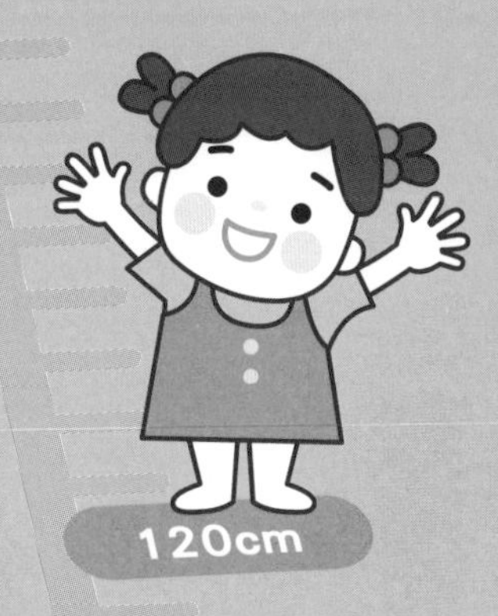

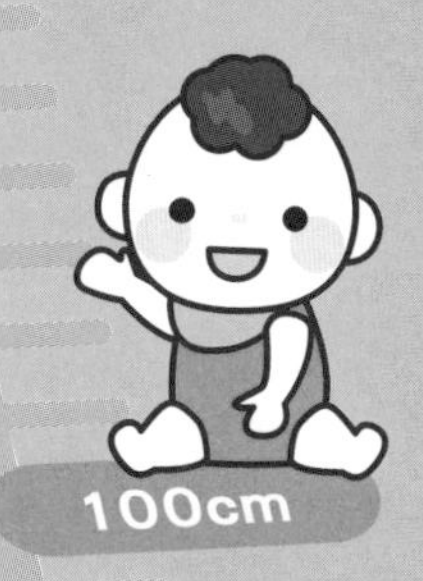

身材矮小 一定是生長激素不足嗎？

身高的成長，是衡量孩子健康狀態的重要指標，對於孩子來說，長不高、長不上去，是一件健康上的大事，若孩子確實長不高，那麼，接下來要做的，就是帶孩子盡早就醫，讓孩子接受完整的檢查！

在眾多讓孩子長不高的因素中，家長和醫師最為在意的，莫過於「生長激素不足」了！

剛剛好醫師 小提醒！

當孩子的生長曲線持續低於第 3 百分位，或是生長曲線呈現持續向下「脫離軌道」的趨勢，加上長高的速度低於「一年應長 4 公分」的標準時，就符合醫學上「身材矮小」或「成長遲緩」的定義。

什麼是生長激素？ 生長激素不足會發生什麼事情？

生長激素，是幫助孩子身高成長最重要的荷爾蒙，會協同其他荷爾蒙，一起作用在孩子的骨骼上，幫助骨骼延長，促進孩子身高的成長。它來自於腦部中心，一個稱作「腦下垂體」的結構。

★「腦下垂體」調控孩子身高的變化

腦下垂體是人體最重要的內分泌中樞，負責調控青春期發育、身高成長、壓力應對、水分平衡等任務。生長激素，就是「腦下垂體」這個指揮中樞所發出的「命令」，掌控孩子身高的變化。孩子進入青春期後迅速「抽高」，其實是在這段期間，人體大量分泌生長激素的成果。

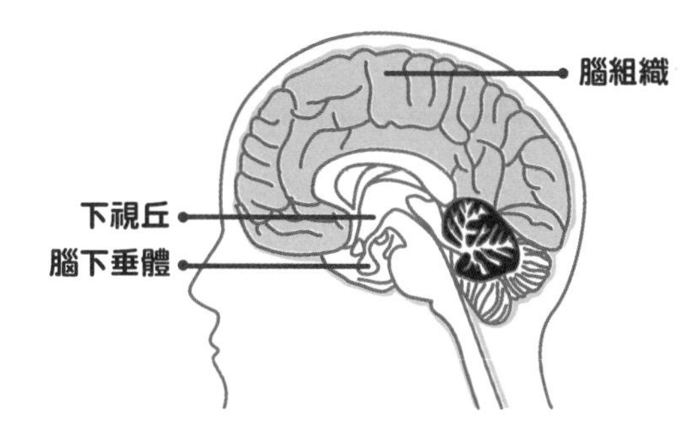

除此之外，生長激素還會和其他荷爾蒙（例如：生長因子 IGF-1）共同作用，促進細胞分裂、肌肉蛋白質合成與脂肪分解。

★ 生長激素不足將影響長高的速度

生長激素不足，最明顯的症狀就是「青春期之前，每年身高長不到 4 公分。」加上骨齡落後，即「骨齡比年齡慢 2 年以上」。

此外，孩子的身高排名，往往會在第 3 百分位以下：在一百個同性別同年齡的孩子之中，身高在倒數第 3 名以後；或是身高排名呈現下降趨勢，即身高「脫離軌道」，爸媽會明顯發現，同班同學的身高都長上去了，自己孩子的身高卻仍在原地踏步。

生長激素不足指標

青春期前
每年身高長不到 4 公分

骨齡落後
骨齡比年齡慢 2 年以上

身高排名
在第 3 百分位以下

身高排名
呈現下降趨勢

對於身材偏矮的孩子來說，「長高的速度」、「身高百分位」和「骨齡」一直是兒童內分泌科醫師最看重的指標。其中，「長高的速度」最關鍵，也是爸媽能在家中自行記錄與計算的客觀數據。而「身高百分位」的變化，則可以透過生長曲線圖，來檢查孩子是否在正常的軌跡上成長。至於骨齡的判讀，就交給專業的醫師吧！

重點！ **針對身材偏矮的孩子，「長高的速度」、「身高百分位」和「骨齡」是兒童內分泌科醫師最看重的指標。**

生長激素不足，會是什麼原因呢？

生長激素不足，可以簡單分成兩種情況，先天因素與後天因素。

先天生長激素不足

往往由先天的中樞神經系統異常所導致，只要是會影響腦下垂體的狀況，就可能導致生長激素不足，例如：胚胎發育時，腦部結構的異常，或是孩子出生過程不順利，腦部因為缺氧而受傷；這類的孩子往往一出生就需要大大小小的醫療資源介入，成長路上常常一波三折。

後天生長激素不足

後天所導致的生長激素不足。例如：腦部的感染、腦部的腫瘤，或是腦部創傷，導致分泌生長激素的腦下垂體功能不良。

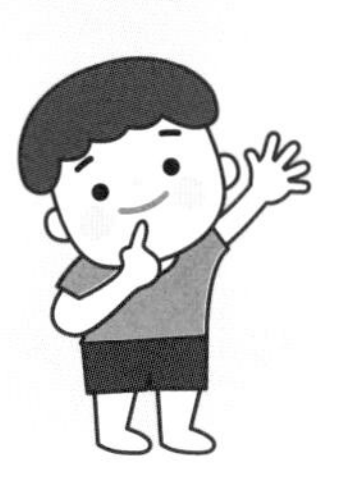

爸媽們看到這裡，先別太擔心了，根據臨床經驗，絕大多數生長激素不足的孩子，都是「特發性」（Idiopathic）的，這意味著以當代的醫療科技，仍無法找出明確的原因，通常在這種情況下，孩子的生長激素分泌不足，並不是由嚴重疾病引起的，也很少會直接危害健康。

「生長激素不足」為何重要？

生長激素，是身體終其一生都得用到的荷爾蒙。在孩子成年之前，若生長激素不足，會導致生長遲緩、身材矮小。很有可能看到的狀況是：運動、營養與睡眠都兼顧了，孩子還是「長不上去」；成年後，若生長激素不足，則可能會出現體脂肪增加、肌肉量減少，甚至疲倦、活力減退等症狀。

臨床上，各類疾病千變萬化，有些無藥可醫，例如：先天的遺傳異常；有些則是藥到病除，像是急性的細菌感染；然而，更多的是疾病無法治癒，卻可以透過現今的醫藥科技，得到適當的控制，讓孩子過上與一般人無異的生活。「生長激素不足」就是這麼樣的一個病症：無法被根治，但只要及早診治，補充生長激素，孩子的身體就能發揮他原本應有的潛力，長到合理的身高。

剛剛好醫師 小提醒！

孩子因為身材矮小來就醫時，孩子是否有「生長激素不足」的徵兆，是兒童內分泌科醫師最關心的事情，因為「生長激素不足」是一個可以透過現代醫藥科技大幅改善的病症，而成長只有一次，對於醫生和家長來說，能否在關鍵時刻及時診斷，也將決定我們能否扭轉孩子身材矮小的命運。

身材矮小、成長遲緩五大原因

孩子的身高要能順利成長，是身體各個器官通力合作的成果，就像是建造一棟大樓，這之中包含許多重要的元素：地基是否穩固、原料是否充足、建造過程是否出現意外必須搶修、工地總管是否善盡指揮職責、有沒有外人來攪局，上述種種，都會影響孩子長高的能力。

原因1 地基不穩 先天遺傳疾病

遺傳基因，就是孩子身體的地基，自孩子出生後便持續影響孩子身高的成長。是否有先天的遺傳疾病，便決定了這棟大樓的建造過程是否順利。會影響孩子身高的遺傳疾病包含：透納氏症（Turner Syndrome）、努南氏症（Noonan Syndrome）、SHOX 基因缺乏症（SHOX Gene Deficiency）、羅素 - 西弗氏症（Russell-Silver Syndrome）、唐氏症（Down Syndrome）等。有上述病症的孩子，身體往往會有特殊的外觀，然而，這些疾病都不常見，臨床上，由於遺傳疾病導致身材矮小的孩子並不多。

原因2 原料不足 營養與吸收

是否有足夠的營養，腸胃道吸收營養的能力如何？決定了孩子是否有足夠的原料與能量來成長。舉凡熱量攝取不足、鈣質攝取不足、微量元素鋅或維生素 D 缺乏，都會影響身高。此外，某些特定的疾病，如：慢性的腸道發炎性疾病或曾接受腸胃道手術，也會影響孩子吸收營養的能力。

原因3 意外需搶修 慢性疾病

身體的心臟、肺臟、腎臟，都是維持生命的重要器官，如果孩子患有重大的心肺疾病或慢性腎臟疾病，就像是身體在建造的過程中出了意外，必須持續搶修。為了維持基本的生理運作，身體會將能量優先分配給這些維持生命的重要器官，當能量都消耗在這些重要器官上，與生命較無直接關聯的身高，難免會被犧牲。

內分泌系統，就像是建造身體這棟大樓的工地總管，不同的總管，負責不同的建造項目。除了前文提到的「生長激素不足」之外，其餘內分泌系統的異常，例如調控人體新陳代謝的甲狀腺功能低下、沒有得到理想控制的兒童糖尿病、水分調控失衡的尿崩症，或是人體應對壓力的荷爾蒙類固醇過度分泌，都會打亂身體成長應有的節奏，導致長高的速度變慢，身材矮小。

這個「外人」，往往是某種藥物，其中最廣為人知的就是藥用的類固醇。當孩子因重度氣喘或自體免疫疾病需要長期使用類固醇時，若身體持續暴露在「高劑量」的類固醇下，就可能導致孩子成長的能力受限。

記錄身高最重要

矮小，是一種相對的概念，孩子的身高本來就有高有矮。可能與鄰居同年齡的孩子相比，稍微高了一些，但換了一群比較對象，例如：與同班的同學相比，身高就不那麼突出了。

然而，「長不高」則一個絕對有問題的狀況！生長激素不足，以及前文所提到的各種病症，不僅會導致孩子身材矮小，更會使孩子身高排名逐漸落後。

身高的成長需要時間，無論是長得好還是長得不好，都需要時間來證明。當孩子因為身高不足而需要持續在門診追蹤時，爸媽別忘了，每次回診一定要帶上孩子「本人」，讓醫師記錄孩子身高體態的變化，這樣才能精準的找到診治的方向！

打長高針就能長高？真有這回事嗎？

「醫生，我的孩子長得好慢，身高總是排在後面，可以幫他打長高針讓他長高嗎？」在門診，不少家長第一次帶孩子看診時，就會直接這麼問。即使家長沒有說出口，我也可以感受到家長內心急切的期盼：希望能找到一個立即有效、能幫助孩子長高的「終極解法」！

「醫生啊，我有聽說誰誰誰（某鄰居、某同學、某新聞報導的名人），打了長高針、用了生長激素後，身高就長得很好呀！」

是啊，有些孩子用了生長激素，的確能長高。但各種傳聞與報導往往只告訴我們「長高」的成果，卻沒有說明這些孩子在用藥之前的經歷，片面的資訊導致了大家對於生長激素的誤解。

生病的孩子，才會得到最多的好處

請務必記得這個觀念：「只有生病的孩子額外補充了生長激素，才會得到最大的效益」。人體本身就會分泌生長激素，健康的孩子，原本自己分泌的生長激素就已經足夠日常使用，額外補充不見得會得到更多的好處；而生長激素缺乏的孩子，因為分泌生長激素的能力不足，透過額外補充的生長激素，也只是把原本不足的量補足而已。

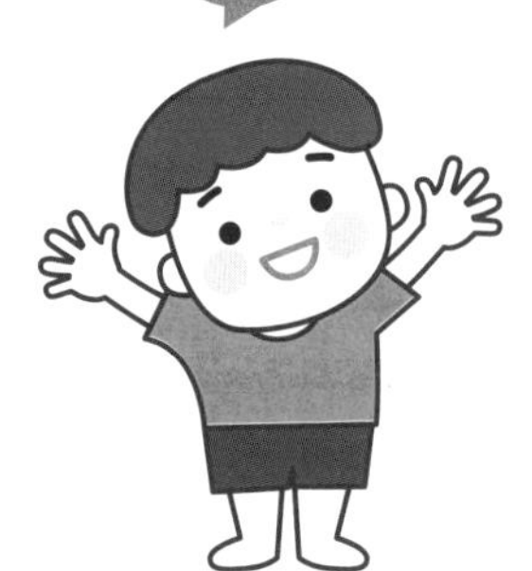

這裡要特別強調：這些原本生長激素不足的孩子，在沒有補充生長激素之前，身高長不上去，補充之後，身高突飛猛進，實際上，孩子只是回到原本體質應該長到的高度，並沒有因此變得「更高」。

>> 生長激素的神奇效果？

關於生長激素的效果，最為人所知的，就是阿根廷的足球金童梅西（Lionel Messi），他 11 歲時被診斷出患有生長激素缺乏症，當時身高不到 130 公分，非常矮小，若沒有補充生長激素，身高可能會停滯不前，而他在持續注射生長激素後，最終才長到了 169 公分。

梅西的故事在媒體的報導之下，讓許多家長誤以為生長激素具有「增高」的神效，但是，很少人提及的是，經過生長激素注射後，梅西 169 公分的身高在阿根廷男性的人均身高約 175 公分的世界裡，並不算出眾。打生長激素，並沒有讓梅西變得「更高」，而只是讓他回到原本就應該長到的高度而已。

此外，要確認生長激素是否缺乏，並非一朝一夕就能完成，不僅要觀察孩子一段時間的成長狀況，甚至會需要住院進行完整的生長激素激發測試，經過反覆抽血後才能確立診斷。因此，絕對不存在「長得矮，打個針就輕鬆增高」這樣的狀況。

★ 哪些孩子注射了生長激素，會確實得到好處呢？

在醫療行為中，所有的藥物，都有被衛生單位核可的「適應症」。「適應症」的意思就是，該藥物只被允許使用在某些疾病或情況。藥物之所以會被如此限制，是因為所有的藥物都具有風險，而醫學是一門科學，得仰賴科學證實的數據做為用藥的指引。當經過精密計算，發現用藥的好處遠大於其風險時，該種藥物或治療方式，才會成為衛生單位認可的「適應症」。

換句話說，若孩子的狀況，不符合某藥物使用的「適應症」時，卻又要使用該藥物時，其承受的風險可能大於用藥的好處。截至目前為止，生長激素被美國食品藥物管理局（FDA）核可的適應症共有八種。

8 種可以使用生長激素的適應症
1
生長激素缺乏
2
特發性身材矮小
3
出生時體重過輕且生長遲緩
4
慢性腎臟疾病導致之身材矮小
5
透納氏症
6
SHOX基因缺乏
7
小胖威利症
8
努南氏症

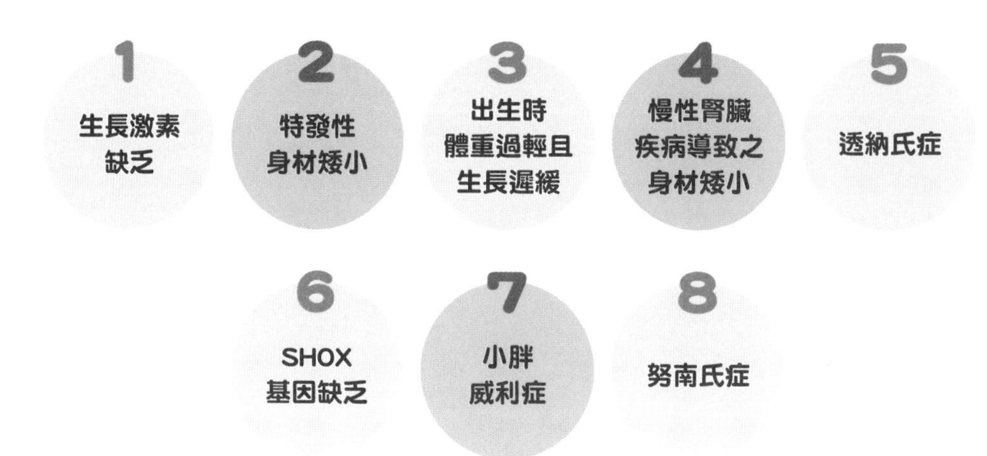

這些病症，有些原因不明，有些與內分泌系統有關，有些則是重要器官功能不良所導致，而有一半的適應症屬於遺傳疾病的範疇，由於掌管身高的基因產生變異或缺失所導致。即使這八個適應症各有各的原因，但是他們都一個共通點，就是：「這些狀況都很少見。」所以，爸媽們先不要太擔心了，絕大多數的孩子，並不需要額外的藥物幫助，都能長到最適合自己的高度！

施打生長激素，會發生什麼事呢？

「一般的孩子打了生長激素，會長得更高嗎？」關於這個問題的答案，我會說：「成果有待商榷，風險無法忽視。」

醫學研究指出，在生長激素沒有明顯缺乏的孩子身上，使用生長激素，確實可以稍微增加孩子的身高。舉例來說，特發性身材矮小（Idiopathic Short Stature）的孩子，本身分泌生長激素的能力是正常的，但是做遍了檢查，卻找不出矮小的原因，在這種情況下，給予額外的生長激素，確實可以讓孩子長的比原先預估的更高一些，孩子的身高也可以從原本吊車尾的排序往前進步一些。

★ 注射生長激素可能產生的影響

然而，身高的成長由許多因素所決定，遺傳因素便占了七到八成，剩餘的，則是後天的生活習慣與環境所影響，在沒有特殊疾病的孩子身上注射了生長激素，最後能長到多高，難以估計，單純仰賴生長激素的注射，就期望孩子能長高，是一種相當不切實際的想法。

注射生長激素能長到多高，這個問題的答案因人而異；而使用藥物的風險與代價，卻實實在在的擺在我們眼前。冒然使用藥物，至少有以下三點值得仔細思考：

費用

生長激素所費不貲，藥物相當昂貴，每年的藥費以新台幣數十萬元起跳，且費用隨著孩子體重的成長而增加，幾年下來，藥費高達上百萬。坊間曾流傳著這麼一種說法：「打生長激素，用錢買身高，千元鈔疊多高，就能長多高。」不過，這句話也不完全正確，在一般的孩子身上隨意使用生長激素，還不一定真的能買到身高，反而比較像是「用錢賭身高」，有著血本無歸的風險。

孩子的接受度

更讓人在意的，是孩子對於用藥的認知與感受。由於生長激素需要「每日」規則注射，如果孩子和家長沒有充分的理解並達到共識，那麼每一次的注射，其實都提醒著孩子一件事：「我的身體有問題，所以，我需要一直被打針。」心智不夠成熟的孩子甚至會將這樣的舉動解讀成：「我生病了！」上述狀況是我們都不希望看到的。若健康的孩子因此將自己貼上「我有病」的標籤，對孩子的心理恐怕會有負面影響。

價值觀

更值得思考的是，我們會傳遞怎樣的價值觀給孩子？「對高個子的嚮往」伴隨而來的往往是「對矮個子的貶低」，對於身高的執著與用藥，是否會過度強化了外在形象？將「高與矮」和「優與劣」畫上等號？孩子會不會複製這種價值觀給下一代呢？

放下對藥物的執著，依然可以給孩子最好的

身為家長，在孩子成長的路上，都希望能給孩子最好的，也因此，「身高焦慮」就像是傳染病一樣，在家長之間不斷蔓延。在這樣的氛圍下，有些家長會將焦點放在外在藥物與保健食品的介入上，好像不這麼做，就是對孩子的虧欠，但即使做了很多努力，卻依然無法緩解「身高焦慮」。

我認為，生長激素不該被視作追求理想身高的「終極解方」，也只有孩子符合本文提到的八大適應症，使用了生長激素，才會有預期的成效。若孩子成長的路上都健健康康的，身高也都走在自己應有的軌道上，生長曲線沒有大幅變動，那麼，大可不必執著於是否要使用生長激素，也不用對其成效有過多的期望與執著，絕大多數的孩子，是不需要依靠打針來長高的！

「生長激素激發測試」是診斷生長激素不足的黃金標準

要確診生長激素不足，除了要讓醫師長期追蹤孩子的身高變化，加上孩子在兩種以上的「生長激素激發測試」都沒有通過，才能確立診斷。

平時生長激素在血液中的濃度很低，要檢驗孩子的生長激素是否充足，必須使用生長激素激發測試這樣的「激將法」。這個測試需要住院，在心跳血壓受到嚴密監控的狀況下，讓孩子服用特定的藥物，或由醫護人員注射藥物後，反覆採取血液檢體，檢驗生長激素能否被「激發」出來。

由此可知，生長激素不足這個疾病在診斷上是很嚴謹的，從懷疑疾病、追蹤成長進度、確立診斷、一直到開始治療，每一個步驟都不得馬虎，得仰賴有經驗的兒童內分泌科醫師來制定追蹤與治療計畫。

關鍵 2
骨齡

骨齡
成長發育的進度條

在兒童內分泌科的領域中，如果要票選一個近幾年來在家長之間最廣為流傳的詞彙，非「骨齡」莫屬了！爸媽可能一開始對這個詞彙很陌生，但是，一打聽之下，才發現孩子的同學、隔壁鄰居的孩子、親戚的小孩、居然全都照過骨齡！

這到底是怎樣一個神奇的檢查，讓大家趨之若鶩？聽說，有人因為照了骨齡，發現骨齡太快，開始接受某種「治療」？又有人說，照骨齡，可以預估孩子將來的身高！

「我是不是也該帶孩子去照一下？」「大家都在照，我們家孩子沒照到，會不會錯過什麼？」

照骨齡，到底照什麼？

由於爸媽對於孩子身高成長的焦慮，每到暑假，兒童內分泌科的門診外人山人海，其中就有不少想要帶孩子來照骨齡的家長。在帶孩子去照骨齡前，不妨先了解骨齡到底是什麼？

★ 骨齡＝孩子的「生理年齡」

骨齡，顧名思義，就是骨頭的年齡，是兒童內分泌科醫師用來評估孩子成長發育狀態的利器。實際上在執行時，醫生會讓孩子去照一張左手的X光片，透過X光片上的骨骼狀態，計算出「骨齡」。

醫師之所以能這麼做，是因為孩子成長的過程中，手部骨骼的硬度、形狀、大小會隨著時間改變，當孩子持續成長發育，骨骼也將逐漸成熟，產生形態上的變化。因此，骨齡可被當作孩子發育成熟度的一項指標，相較於「實際年齡」，骨齡，可以稱作孩子的「生理年齡」，就像透過樹木的年輪來掌握實際的樹齡，醫生也是透過骨齡，來掌握孩子「身體真正的年齡」。

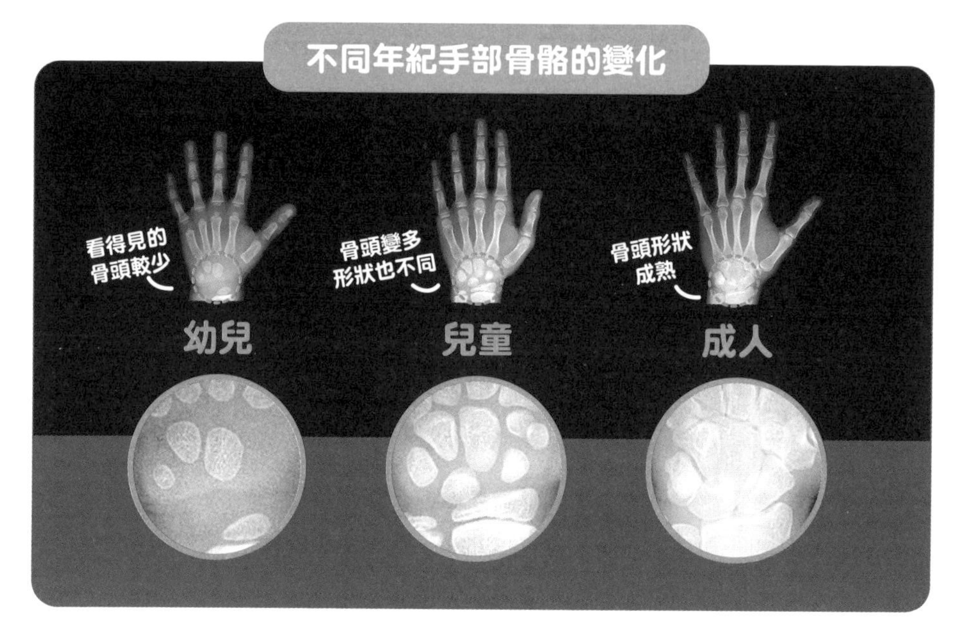

醫生依照X光下骨頭出現的時間、位置、形狀等變化來判讀骨齡。

骨齡的作用

那麼，醫生掌握了孩子的「生理年齡」之後，會用來做什麼呢？以家長最關心的身高評估來說，當醫師計算出孩子的「生理年齡」，就會更清楚該選擇哪一個年齡層的標準來評估孩子的身高。

舉例→ 一位男孩實際年齡 11 歲，骨齡 9 歲半，那麼 9 歲半才是孩子真正的「生理年齡」，這位男孩的身高，不該跟 11 歲的男孩比，而應該跟 9 歲半的男孩去比較。

透過骨齡去選擇比較基準後，就會得知孩子身高真正的排名。假設上述提到的這位 11 歲的男孩，跟同齡的男生比較，發現身高矮小，而照了骨齡，發現骨齡只有 9 歲半，那麼可以拿孩子的身高跟 9 歲半的男生比較，一比之下，就會發現其身高落在正常的範圍。透過骨齡，選擇了正確的比較基準之後，我們也才知道，原來孩子並不矮。

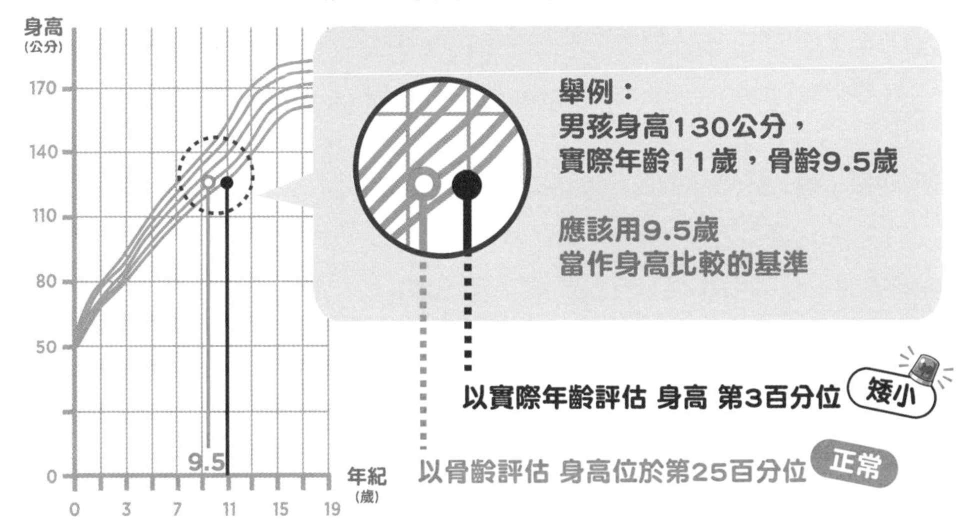

重點！ **透過骨齡掌握孩子的生理年齡，進而找到身高正確的比較基準，是骨齡的一個小小的妙用。**

由於骨齡反映了孩子身體的發育成熟度，醫生可以利用骨齡評估孩子剩餘的成長時間，計算身高成長已完成的百分比，並根據這些比例去預估孩子的成年身高。

骨齡與身高成長百分比

以女孩骨齡為例

透過骨齡，可以預估孩子身高還有多少成長空間

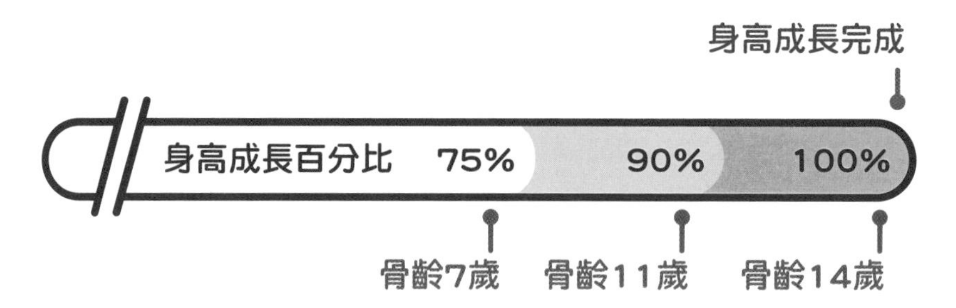

此外，骨骼的成熟度受到許多因素影響，包含：孩子的營養狀況、孩子的體態、遺傳的體質、以及是否有慢性疾病等。而不少荷爾蒙都會對骨齡的成熟速度造成影響，例如：與身高成長有關的生長激素、掌管新陳代謝速度的甲狀腺素、讓身體第二性徵開始發育的雌激素、雄性素等，所以，除了透過骨齡了解身高比較基準與預估成年身高之外，骨齡，也被兒童內分泌科醫師當作「內分泌系統各種激素的偵測器」，在兒童身上，用以輔助診治各種內分泌疾病。

影響骨骼成熟度的因素

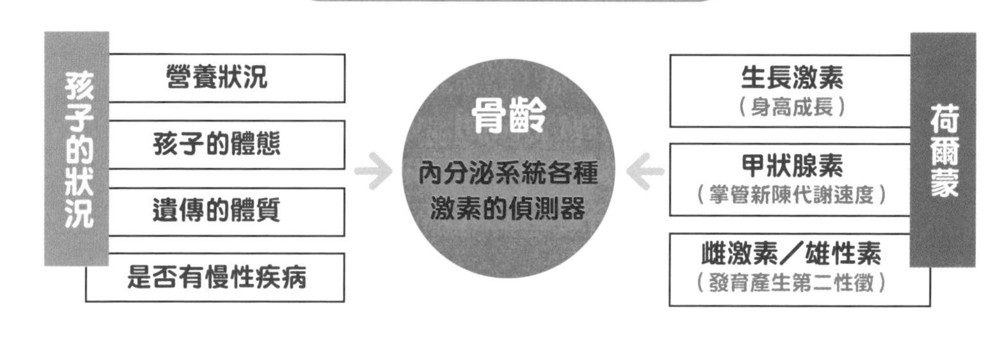

骨齡是評估孩子成長發育的一塊拼圖

骨齡，只是醫生評估孩子成長發育時的一塊拼圖。絕大多數的孩子，並不會因為沒有照到骨齡而「錯過」什麼。反而是不需仰賴任何儀器就能繪製的生長曲線，更加重要，即使沒有照到骨齡，依然能透過孩子的生長曲線，掌握孩子的成長狀態，並不會因為少了骨齡這塊拼圖，就無法窺見成長發育的全貌。

重點！

爸媽記好了，在成長發育的領域中，任何會需要走到治療階段，需要用藥矯治的疾病，都會率先反映在生長曲線之上，所以，生長曲線才是重點中的重點！

此外，也不必過度放大骨齡檢查的效用。即使醫師可以用骨齡來預估孩子的成年身高，也能透過骨齡約略掌握孩子體內青春期荷爾蒙的狀態，但是，骨齡終究只是一張照片、一個腳印，而孩子的成長是一個連續的過程，無法只靠一張照片、一個腳印就斷章取義。

針對生長曲線沒有異狀的孩子，持續量測身高，繪製生長曲線就可以了；而成長發育出現異常，導致骨齡超前或落後的孩子，往往也需要追蹤兩次以上的骨齡，才更能精準掌握其骨齡變化的步調。

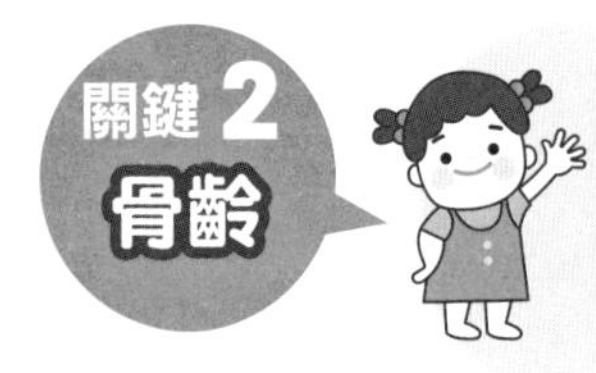

該不該照骨齡？孩子一定要照骨齡嗎？

近幾年生育率下降，孩子生得少，每個孩子都得到父母特別的關注，加上社群網絡間父母彼此交流，帶孩子「照骨齡」，在家長之間成為一股風潮，我很深刻的感受到，即使醫師與專家們喊破了喉嚨，不斷強調「正常的孩子沒必要照骨齡」，卻還是抵擋不住家長們想要進一步了解孩子成長狀態的期待。

身為兒童內分泌科醫師，日常工作中，時時與家長的焦慮為伍。幾年下來，我逐漸體會到，爸媽們擔心的，其實是「錯過」。大家都照了骨齡，我們家孩子沒照到，會不會錯過什麼？錯過了黃金治療期？錯過了成長衝刺期？那麼，究竟什麼時候才是真正需要照骨齡的時機呢？

照骨齡的時機：發育太慢、發育太快

當孩子的生長或發育出現異常，就是照骨齡的時機。但是，正不正常，該怎麼判斷呢？建議可以依照本書 P.45〈掌握 3 種生長曲線，不錯過孩子的黃金成長期〉中，三種異常的生長曲線來判斷，當生長曲線出現異常的變化，就表示孩子的生長發育出了問題，此時，醫師便會仰賴骨齡，來進一步掌握孩子的成長狀態。

此外，當孩子成長落後、發育太慢或成長超前、發育太快，也是照骨齡的時機。

一般的孩子需要照骨齡嗎？

當孩子出現前述的狀況時，的確是該照一張骨齡，掌握成長進度。不過，與其在意該不該照骨齡，不如想一想，該找「誰」照骨齡？因為這個

照骨齡的 2 大時機

時機 1

成長落後、發育太慢

- 身高百分位在第 3 百分位以下，在 100 個同年齡同性別的孩子中，身高排名在倒數 3 名之後
- 青春期之前，身高 1 年長不到 4 公分
- 長高的速度越來越慢，身高百分位明顯下降
- 女生 13 歲了還沒有第二性徵／男生 14 歲了還沒有第二性徵

時機 2

成長超前、發育太快

- 身高百分位在第 97 百分位以上，在 100 個同年齡同性別的孩子中，身高排名前 3 名
- 幼兒期之後，在青春期之前，身高 1 年增加超過 6 公分
- 長高的速度太快，身高百分位在短時間內迅速上升
- 女生未滿 8 歲，就出現了第二性徵／男生未滿 9 歲，就出現了第二性徵

「誰」對於骨齡的「判讀」和「解釋」，將會大大影響爸媽接下來的心情與焦慮程度。

關於骨齡的判讀，可以先有一個觀念：「骨齡，是醫師依據客觀圖譜的主觀判斷」，雖然有客觀的標準可以對照，但每個孩子的成長歷程，都是獨一無二的，加上不同醫師判讀的結果，必定存在著些許的落差，所以「骨齡不會剛剛好，才是常態」，判讀出來的骨齡和年齡相比，多了幾個月、少了幾個月、多了一年、少了一年，都是很常見的狀況。

此外，儘管大醫院有醫學影像科醫師協助判讀並繕打報告，但每次負責判讀的影像科醫師可能不會是同一位。同一個孩子，這一次幫孩子判讀骨齡的醫師，跟上一次的不一定一樣。身處第一線，直接與孩子面對面的兒童內分泌科醫師，一定會自己再判讀一次，甚至會對照上一次的骨齡 X 光，比較兩次骨齡的變化。

★ 若生長曲線沒有異常，不一定需要照骨齡

如何去解釋孩子的骨齡，更關鍵！雖然，醫生可以用骨齡來得知孩子是否有內分泌疾病，也可以用骨齡去推估孩子將來的成人身高，但是，骨齡僅僅是一種間接的數據。

這是什麼意思呢？先想像眼前有一片蔚藍的海岸，姑且將之成為「成長海岸」好了，你看見潮水拍打在質地細軟的沙灘上，再仔細一看，沙灘上，有人留下了一排腳印。骨齡，就像是一個人在沙灘上行走的「腳印」，透過腳印與腳印之間的距離、腳尖的方向，我們可以推估出孩子在成長海岸行走的速度，以及他究竟要往哪裡去。但是，腳印所代表的，是孩子過去的軌跡，無法完全代表當下的情況。

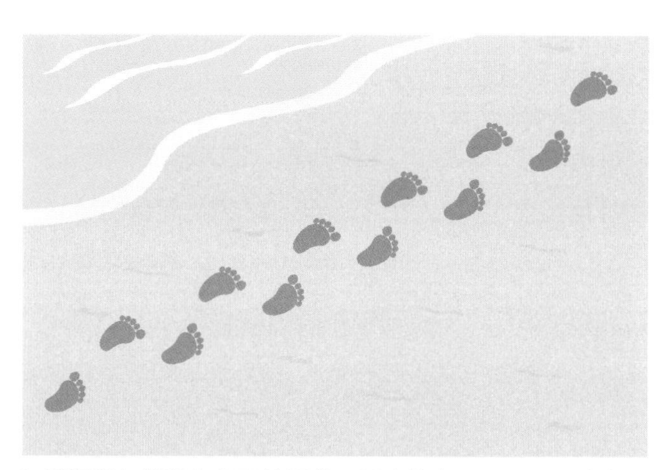

▶透過腳印與腳印之間的距離、腳尖的方向，可以推估出孩子在成長海岸行走的速度，以及他究竟要往哪裡去。

骨齡，可以輔助醫師做出決策，但同時也必須考量其他成長發育的生理特徵，如此一來，對於骨齡的解讀才算完整。如：

- 孩子身高的變化？
- 孩子是不是發育了？若發育了，是在發育的哪個階段？
- 身體檢查的狀況？
- 父母的身高與成長經驗等。

那麼，回到一開始的問題「一般的孩子可不可以照骨齡？」我認為：如果生長曲線沒有出現異常，骨齡就不是一個絕對必要的檢查。若因為好奇而照了骨齡，那麼必須找到一位熟悉骨齡判讀的兒童內分泌科醫師來解讀，否則絕大多數狀況下，只是徒增焦慮而已。

沒有照到骨齡，會不會錯過什麼？

站在診治疾病的角度來說，一如我先前強調：生長曲線沒有明顯異常的孩子，是不需要照骨齡的！

生長曲線正常的孩子，即使沒有照到骨齡，也不會因此錯過任何重要的事情。任何影響孩子身體狀況並導致生長發育嚴重失衡的疾病，都會先反映在生長曲線的變化上。可惜的是，生長曲線需要詳細且連續的記錄，大多數的爸媽在忙碌的育兒生活中，若沒有他人提醒，往往不會意識到要記錄孩子的身高變化，從而忽略了這項「最基本卻最重要」的事情。

以往，如果孩子的身高百分位正常，但家長仍執意想讓孩子照骨齡，兒童內分泌科的老前輩們往往會花好上一番唇舌衛教和勸阻。然而，隨著家長越來越關注孩子的成長發育，這麼做卻無法緩解家長的焦慮，加上近年兒童的發育年齡提前和兒童肥胖比率增加，孩子骨齡超前的情況也越來越常見。

因此，從促進健康和防患未然的角度來看，我認為，在孩子成長發育的階段，或在進入青春期之前，照一張骨齡，由醫師仔細分析和解釋，讓兒科醫師幫助家長掌握孩子的成長狀況，同時減輕爸媽對孩子成長進度的焦慮，倒也不是件壞事。

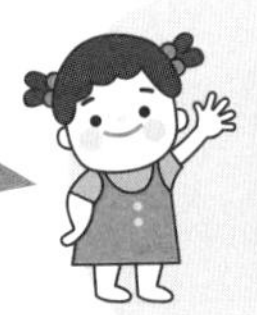

骨齡快慢知多少？要不要追蹤？

「聽說不少同學都在追蹤骨齡耶！」「咦！我家大寶也照了骨齡，但醫生卻沒有要我們追蹤？」為什麼有些孩子需要追蹤骨齡，有些卻不用呢？

孩子的成長發育，是一個連續的過程，骨齡反映了孩子成長發育的進度，當然也會隨時間產生快慢不等的變化。有些孩子之所以需要持續追蹤骨齡，是因為一時半刻之間，醫師還無法立即掌握孩子成長發育的全貌，因此，需要一段時間的觀察，以確保孩子的生長走在合理的軌道上。

為何需要追蹤骨齡？

一般來說，醫師會持續追蹤骨齡，主要有以下三種原因：

原因 1　診斷潛在疾病

透過骨齡與年齡差距的變化，診斷是否有影響成長發育的疾病，進而考慮是否需要進行藥物治療。

原因 2　監測生長趨勢

以骨齡配合孩子生長曲線的變化，評估孩子成長進度是否正常，了解剩餘的成長時間。

原因 3　預測成年身高

以骨齡修正成年身高的預測值，以提高預測的準確性，避免高估或低估孩子的最終身高。

照了骨齡之後，醫師會根據骨齡與孩子年齡的差距，判斷孩子是否符合「骨齡落後」或「骨齡超前」的條件，再配合孩子的症狀與現況，來決定後續的追蹤計畫。

「骨齡落後」或「骨齡超前」原因

落後

骨齡落後的原因

- 營養不良
- 內分泌疾病，如生長激素缺乏、甲狀腺素不足
- 出生時體重過輕
- 慢性疾病
- 體內類固醇過高
- 遺傳疾病
- 個人體質

超前

骨齡超前的原因

- 過重與肥胖
- 內分泌失調，如性早熟、甲狀腺機能亢進
- 誤食含有荷爾蒙的藥品
- 基因異常
- 個人體質

骨齡快與慢對孩子的意義

注意1 若骨齡比實際年齡小

骨齡是孩子成長發育的進度，生長發育比較慢的孩子，骨齡可能比實際年齡來得小，也正意味著「有更多可以長高的時間」，有些孩子便屬於這類「大器晚成」的體質。（詳見 P. 146〈大器可以晚成，身高更是如此——大器晚成型體質〉）

注意2 重大的警訊

若孩子在青春期之前，同時符合「一年長不到 4 公分」加上「骨齡比實際年齡慢兩年以上」這兩個條件，就是一個重大的警訊，這可能表示孩子的內分泌系統出現問題，例如：甲狀腺素不足、生長激素不足等。醫師會持續追蹤這類長得慢的孩子，主要是為了判斷成長遲緩究竟是體質影響，還是疾病作祟。

注意3 若骨齡比實際年齡大

表示孩子的身高成長進度比較快，長高的時間比其他孩子來得少一些，面對這種狀況更要把握時間，及早給予孩子身體所有長高需要的條件，千萬不要一廂情願的以為孩子「將來還會有一波抽高的機會」，把長高的期望寄託於將來，而忽略了當下的努力。此外，由於骨齡也反映了青春期荷爾蒙的狀態，因此，若孩子太早發育，醫師也會持續幫孩子追蹤骨齡，來確定發育步調是否過快，以及會不會因為發育過快，導致長高的時間大幅減少，使成長期提早結束。

追蹤骨齡很重要，但也別讓骨齡困擾自己

成長，是一個連續的過程，長高的速度和骨齡的成熟度，是決定孩子最終身高的兩個重要因素，有追蹤才能掌握變化。照骨齡，就像是視力檢查一樣，每隔一段時間就要檢查度數，即使孩子因為近視而戴上了眼鏡，也需要定期檢查，了解近視是否加深，同樣的道理，定期追蹤骨齡，可以更清楚掌握孩子的成長進度。骨齡和長高的速度，就像是孩子成長的後照鏡，幫助我們看清楚過去的成長狀態，了解了過去，才能把握將來。

「可是醫生說可以不用再追蹤耶！」如果醫生這麼說，那麼恭喜你，這表示孩子的成長發育很正常！

「可是，這樣我怎麼知道孩子的成長有沒有在進度上？」別忘了，還有「生長曲線圖」呀！骨齡雖然重要，但也只是孩子成長發育過程中的一塊拼圖，只要孩子能沿著生長曲線成長，骨齡通常也不會有什麼大問題，就不用太擔心了！

關鍵 2
骨齡

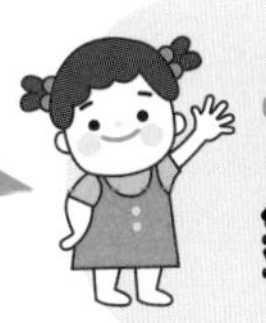

骨齡超前一定長不高？
錯！

在醫學上，骨齡大於實際年齡，稱作骨齡超前，這骨齡超前，近年來成為許多家長焦慮的來源。在過去，骨齡只被專業的醫生當作體內荷爾蒙與營養狀態的「偵測器」，是用來診治疾病的一項工具，舉凡生長激素不足、甲狀腺問題、性早熟等，都會影響到骨齡的快慢，然而，隨著家長對於孩子成長發育的關注，許多爸媽開始將焦點放在骨齡與身高成長進度的關聯性上。

骨齡，反映孩子的身高成長進度

骨齡，確實反映了孩子的身高成長進度。這是因為在兒童身上，只要拍攝關節附近的骨骼 X 光，就可以看到與骨骼成長進度有關的生長板，而手部的關節相當多，骨齡 X 光的拍攝範圍是整個左手掌與手腕，因此，一張骨齡照片，囊括了手部區域所有的生長板，數量相當多，因此，醫師的確可以用手部生長板與骨骼特徵的變化，去推斷孩子的成長進度。

男孩
身高可以長到
骨齡 16 歲

女孩
身高可以長到
骨齡 14 歲

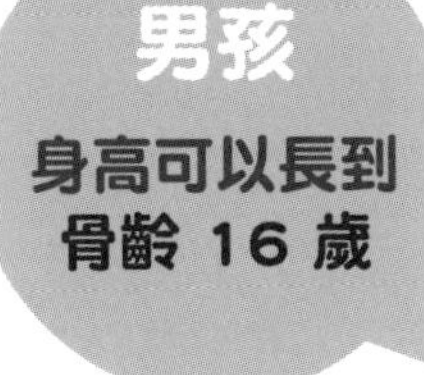

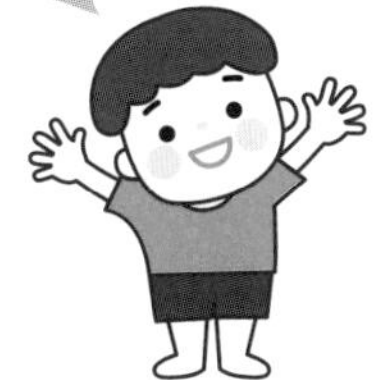

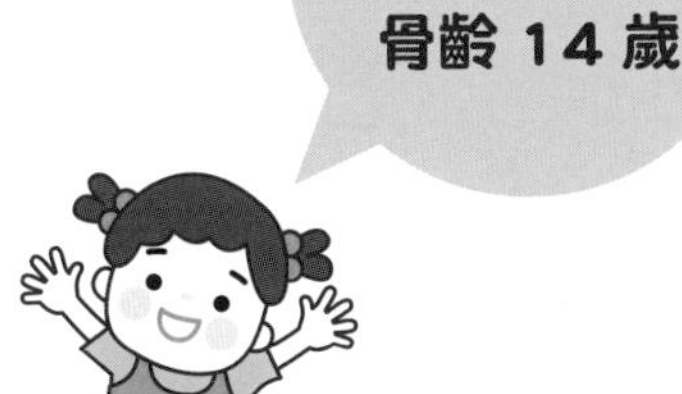

重點！ **隨著骨齡的成熟，身高成長的時間也將逐漸減少，當女孩的骨齡越逼近 14 歲，或男孩的骨齡距離 16 歲所剩無幾時，也暗示著身高成長即將來到終點。**

如果只用「年齡」來判斷孩子的身高成長進度，相當不準確，不同孩子停止長高的年紀差異相當大，有些男孩國中就成長完成，有些男孩甚至到高中三年級還在長。相較於年紀，「骨齡」則是預估身高成長終點最準確的客觀依據。

骨齡比年齡快，需要擔心嗎？

骨齡超前，表示孩子的成長步調比原先預期的還要來得快，離終點越來越近，難免令人緊張，擔心孩子成長進度過快，身高受到影響。然而，骨齡超前，就一定長不高嗎？那可不一定！

許多爸媽聽到自己的孩子「骨齡比年齡快」，便急得像熱鍋上的螞蟻，怕孩子因此長不高，千方百計想要找出讓骨齡慢下來的方法。然而，嚴格說起來，骨齡比年齡快，並不等於「骨齡超前」，健康的孩子骨齡的快與慢，反映的只是個人體質罷了。

★ 不要超標太多，都是正常

其實，正如人有高矮胖瘦一樣，孩子高一點、矮一點、瘦一點、胖一點，都是比較出來的結果，只要不要超標太多，就是正常的，骨齡，也是一樣的道理。當醫師在計算骨齡時，實際上，會拿標準版的「骨齡圖譜」當作參考基準，將孩子的骨齡 X 光，配合圖譜中的標準 X 光範本互相對照。而這骨齡圖譜中，那些被當作參考基準的骨齡 X 光片，其實也是「別人的」X 光片，世界上不會有兩個一模一樣的人，跟別人比較，也只是拿其他人的狀況當作參考基準而已。

★ 骨齡與年齡的「2 － 20 法則」

對孩子來說，只要醫師判讀出來的骨齡落在合理範圍內，即年齡的正負 20%，都稱作正常。

學例→ 一個 10 歲的孩子，骨齡在 8 ～ 12 歲內，都是合理的範圍。

除了這正負 20%的差距，臨床醫師也常使用正負 2 歲當作合理的區間。所以，骨齡比實際年齡多 2 歲或少 2 歲，又或者比年齡多 20%或少 20%，都是正常的，這被我稱作骨齡與年齡的「2 － 20 法則」，只要孩子的骨齡遵循著「2 － 20 法則」，都不用太過擔心。

所以，骨齡略快，並不等於骨齡超前，只有當骨齡比年齡大，又偏離「2 － 20 法則」時，才是醫師特別關注的骨齡超前；而即使骨齡超前，也不代表最後就會長不高！

事實上，每個孩子都有自己的成長軌道，所謂正常的骨齡，不是一條獨木橋，每個人都得遵循著嚴格的路徑才能抵達對岸，反而更像是大馬路四線道，孩子的骨齡走在內線車道或外線車道，都可以順利抵達終點。

哪些原因容易導致骨齡變快？

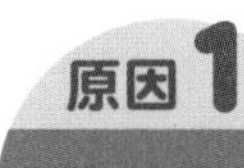

什麼時候骨齡會在不知情的狀況下偷偷加速呢？答案是：青春期！青春期時，因為雌激素與雄性素增加，刺激骨骼成熟，進而導致骨齡加速。所以，有不少孩子在青春期前，骨齡與年齡相近，但在青春期中後期，骨骼持續受到雌激素與雄性素刺激，使得骨骼的年齡比實際年齡大，這是很常見的生理現象。在臨床上，幾乎所有青春期的孩子，骨齡都比實際年齡大，我們並不用擔心這段時間骨齡加速會讓孩子長不高，因為隨著骨齡加速，孩子長高的速度也會增加、迅速抽高。

原因2 體質

有些孩子的骨齡會先「老起來放著」，在還沒發育時，骨齡就比年齡快上1～2年，這與孩子的體質有關。依照臨床經驗，若爸媽本身是高個子，孩子的骨齡會比一般人快上一些，這是很常見的現象。

原因3 判讀方式

醫師在進行骨齡判讀與計算時，參照的是客觀的骨齡圖譜，圖譜內有許多被當作範本的左手掌X光片，然而，這些X光片來自於上一個世代的人類，距今已有約70～80年，當代人類的發育都略快一些，所以使用上一個世代的骨骼特徵作為判斷基準時，當代孩童的骨齡難免略快一些，這是骨齡判讀上的先天限制。

剛剛好醫師 小提醒！

一般來說，多數正常孩子骨齡稍微快一些的原因為：青春期、體質、判讀方式，因此，不需要因為骨齡超過實際年齡而緊張兮兮。相較於骨齡略快或超前，醫師更擔心的是「骨齡加速」，性早熟、肥胖都是造成骨齡短時間內大幅增加的原因。如何避免性早熟與肥胖造成的骨齡超前，才是更應該關注的課題。

延緩骨齡爭取長高時間？有夢最美，身高不一定相隨

「醫生，可不可以讓孩子用藥，把骨齡抑制下來？讓孩子有更多長高的時間？」「讓骨齡『凍齡』，當骨齡停止成熟，身高繼續成長，那麼，在這段骨齡停止的時間所長出來的身高，都是賺到的！」

真有這麼好的事嗎？

如此「犯規」的長高方法，讓許多家長趨之若鶩，而你若上網一查，天啊！還真的有孩子接受這樣的「療程」。醫生用某種針劑抑制孩子的骨齡，幫孩子爭取更多長高的時間。聽起來這麼美好的事情，是否讓人心動了呢？

可惜，事情沒有這麼簡單，世界上根本不存在所謂抑制骨齡的針劑，醫師使用針劑抑制的，不是骨齡，而是孩子的發育步調。所謂的骨齡抑制針，其實是抑制發育的針劑。

性早熟抑制針，抑制的是發育而非骨齡

家長間盛傳，用來抑制骨齡成熟，進而增加長高時間的針劑，其實，是醫師針對性早熟孩子所開立的「性釋素類似物」（GnRH analogue），我稱之為「性早熟抑制針」。

性早熟的孩子，青春期提早開始，體內在不正常的時間出現了大量青春期的荷爾蒙：雌激素、雄性素，這些青春期荷爾蒙，會讓骨骼成熟的速度加快，反映在骨齡上的結果就是：骨齡迅速增加，直直地往身高成長結束的終點前進。

★ 性早熟抑制針，暫停孩子的發育進度

對於一般的孩子來說，青春期荷爾蒙刺激骨骼成熟的過程中，骨齡略快，身高也會迅速抽高，最終達到合理的成年身高， 這是在很正常的過程。然而，性早熟的孩子，若因為發育時間太早、發育步調太快，最終導致成年身高矮小，如此一來，經過醫師仔細評估風險利弊後，才會考慮使用性早熟抑制針，將孩子的發育暫停下來。

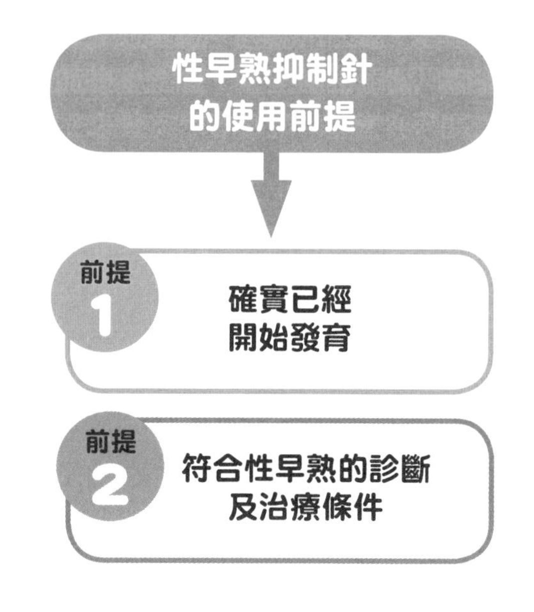

使用藥物之後，身體便會回復到青春期之前的狀態，也因為藥物抑制了青春期荷爾蒙的生成，體內的雌激素與雄性素幾乎消失，骨齡在沒有受到這些荷爾蒙刺激的情況下，自然而然成熟的速度也就慢了下來。所以「性早熟抑制針」抑制的根本不是骨齡，而是抑制了青春期的荷爾蒙，進而使得骨齡成熟趨緩。

聰明的你一定想到了，既然性釋素類似物抑制的是荷爾蒙而非骨齡，那麼若孩子還沒有發育，身體裡本來就沒有青春期荷爾蒙，那使用抑制針，還可以抑制骨齡嗎？當然沒辦法了，所以要使用性早熟抑制針的前提是，孩子確實已經開始發育，也符合性早熟的診斷及治療條件。

性早熟抑制針，不會幫人長高

對醫師來說，所謂的抑制針，根本與長高無關，也沒有任何促進身高成長的神效，頂多只是幫孩子多爭取一些時間，讓原本過快的發育步調回復原狀，避免因為發育太快，成長期迅速結束，導致孩子最後長不高。

使用抑制針的目的，並不是為了讓孩子的身高名列前茅，而是為了避免性早熟讓孩子的身高「變成最後一名」。使用了抑制針暫緩青春期，長高的速度反而會慢下來，身高的成長也將回到青春期之前的狀態，青春期抽高的狀況將不復存在，長高速度也將趨緩。

在我的性早熟門診，我常跟進入性早熟抑制療程的家長與孩子耳提面命，使用藥物是跟老天爺爭取更多時間，爭取到了時間，就要拿時間來做對健康與成長有益的事情。如果沒有把事情做對，持續晚睡、吃零食、喝含糖飲料、不運動、蹉跎光陰，那麼抑制針甚至會「放大」所有不利於孩子長高的壞習慣，最終反而不利於成長。

剛剛好醫師 小提醒！

健康的孩子，骨齡的快慢有其自己的步調，無法控制也不宜去抑制，但我們可以幫「身高」這位選手加油，均衡的營養、適度的運動、充足的睡眠，都能夠為「身高」帶來極大的助力！與其擔心無法控制的骨齡，不如使勁的用運動與早睡來幫「身高」這位選手打氣吧！

超前的骨齡無法抑制，該如何應對

既然所謂的「骨齡抑制針」不存在，那麼，如果你的孩子骨齡略快，該如何應對呢？

我的建議是，先放下對於骨齡超前的成見，只要孩子沒有疾病，請相信孩子的身體吧！多數孩子都能發揮爸媽給予的遺傳體質，長到合理的身高，骨齡只是反映了這整個過程的進度罷了。若想再進一步了解，可以再回看前篇文章（P. 91〈骨齡超前一定長不高？錯！〉）對於骨齡描述，弄清楚骨齡超前的定義再深入思考也不遲。

此外，前文提到「青春期時骨齡略快」是很常見的狀況，但有些孩子明明還沒進入青春期，骨齡竟比實際年齡大上不少，檢查起來卻也沒有什麼疾病，這種狀況在臨床上相當常見，通常一問之下，會發現，爸媽雙方或其中一方的身高特別高，「高個子的骨齡也比較快」是在診間常常觀察到的現象。

身為兒科醫師，最擔心的就是家長聰明反被聰明誤，期待透過抑制骨齡來增加孩子的身高，草率的讓孩子施打不必要的抑制針。畢竟，遇到身高這種一輩子的事情，哪位家長不焦慮？很有可能沒想清楚就做出決定。

重點！

再次提醒，性早熟抑制針其抑制骨齡的效果，只對進入青春期的孩子有效，而且，抑制了骨齡，也不保證將來絕對會長得更高。在做決定之前，爸媽務必要審慎思考，並且與醫師詳細釐清利弊得失。

真正能讓骨齡穩定不超前的方法

骨齡隨時間成熟，是孩子成長過程中的生理變化之一，其成熟的速度是否穩定，恰恰反映了孩子的身體是否得到了成長所需的一切。對於孩子來說，「均衡的營養、充足的睡眠、適度的運動」就像是「陽光、空氣、水」一樣，是順利長高的必備要素。當骨齡失序，暗示的其實是上述三要素的失衡。

多年的門診經驗，我發現，當孩子攝取的熱量過剩、體態肥胖、整天久坐缺乏運動，又或是沒有在適當的時機入睡，這些壞習慣的積累，就會讓成長與發育步調出狀況，進而導致骨齡失序。

大道至簡，真正能讓骨齡穩定不超前的方法，正是大家早就已經知道的成長三要素：營養、睡眠、運動。當孩子的骨齡成熟速度稍快，又或者骨齡超前，當務之急絕不是尋找什麼神藥去操控骨齡，而是要回頭檢視孩子的成長三要素，是不是仍有加強的空間？

至於被寄予厚望的性早熟抑制針，也只有在孩子符合「發育時間太早、發育步調太快、預估成年身高很矮」時，用針劑抑制發育與骨齡才會對孩子有最多的好處。所以囉，「打了抑制針，抑制骨齡就能長得更高」這句話僅適用於符合上述條件的孩子，而且，這句話，其實包含了兩個必要的動作，一：先把骨齡抑制，二：認真幫忙身體做好長高所需要的一切，最後才能長高。

抑制了骨齡，根本不會對長高有直接的幫助，孩子想長高，還是要靠自己！

成長 3 要素
營養
均衡的營養
睡眠
充足的睡眠
運動
適度的運動

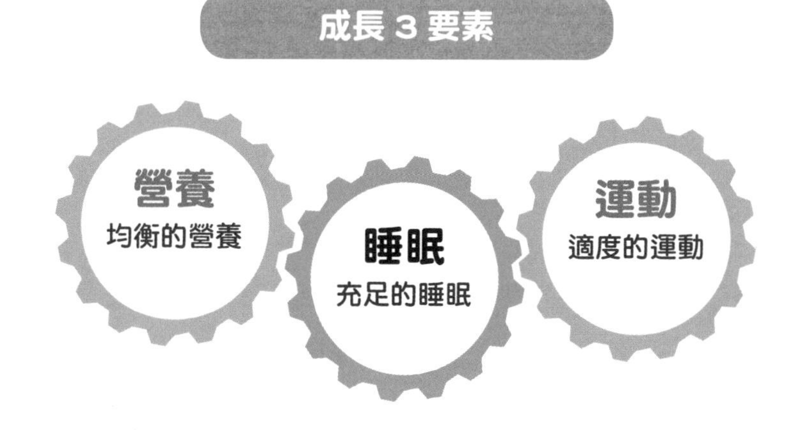

長高，不只看骨齡

骨齡略快或超前，在青春期時是很常見的狀況，爸媽真正擔心的，是長高的時間有限。然而，孩子長高的時間本來就是有限的，骨齡只是提醒了我們時間剩下多少，方便讓醫師推估還有多少成長的時間。

對於健康的孩子來說，真正該做的不是想辦法去「延緩骨齡」，骨齡只是反映孩子自身體質的成長進度，當意識到孩子還有多少時間可以長高之後，更要積極把握這段有限的成長時間。雖然我曾提過「女生骨齡 14 歲、男生骨齡 16 歲」是身高成長的終點（詳見 P. 91〈骨齡超前一定長不高？錯！〉），但嚴格說起來，即使骨齡超過了上述的年紀，身高還是會有微幅的成長。只要孩子還沒成年，身高也持續在增加，都不要輕易放棄！

你聽過「生長板」嗎？長高的關鍵，生長板完全解析

寒暑假時，不少家長帶著孩子來兒科門診，一見面就說：「醫生，我想幫孩子照一下生長板！」「聽人家說，生長板跟長高有關係？」

這之中，也不乏有國、高中生的家長，想來看看孩子的生長板「閉合」了沒？「有人說，生長板閉合了就不會再長高了，我好擔心……」

生長板與長高的關係

「生長板」這一個跟長高有關的詞彙，特別受到關注，你可能在鄰居的口中、其他家長的閒聊中，不斷地聽到這個詞彙。但是，如果你向曾經帶孩子照過生長板的朋友問到：生長板長怎樣，生長板的位置又在哪裡？

想必大多數的人都支支吾吾，說不出個所以然。其實，也不能怪他們，因為，連醫生也沒見過生長板……為什麼生長板這麼神秘，大家想見他卻都見不到，甚至連醫生也沒看過？「身體裡真的有這麼一塊板子嗎？在哪裡呢？」

有的，而且還不只一塊！既然如此，為何大家都沒看過？可以自己檢查生長板嗎？

很可惜，我們沒有辦法不靠任何儀器自己檢查生長板，要評估生長板，仍得借助X光。不過，在X光的照射之下，只有一定「硬度」的組織能夠顯現出來，由於生長板是軟骨細胞構成的，組織不夠緻密，因此，在X光影像上，其實也無法「直接」看到生長板。

生長板的位置在哪裡？

生長板（Growth Plate, Epiphyseal Plate）位於人體所有長條狀骨骼的末端，負責骨骼的成長。

我們可以先閉上眼睛，在腦海中想像一下：有個人從遠方走來，撐起這個人身形的，就是大家熟知的骨骼系統。其中，構成四肢的骨骼大多是長條狀的，舉凡構成手指的指骨、銜接指骨的掌骨，再到前臂、上臂的骨骼，以及小腿和大腿的骨骼，全都是長條狀的「長骨」。

在孩子身上的長骨，都會隨著時間成長。這些骨骼之所以能增長、延長，其中的秘密，就在於骨骼末端一塊由軟骨構成的平面區域。這個區域稍微有點厚度，形似一塊板子，是負責人體骨骼生長的關鍵區域，被稱之為「生長板」。

我們可以將孩子身高與骨骼的成長，比喻成一棟大樓建造的過程。乍看之下，可以觀察到的是孩子的身高逐漸增加；實際上，是身體這棟「骨骼大樓」一層一層往上建造的成果。

而生長板這塊區域，像是大樓蓋到一半，尚未完工的樓層，雖然僅有鋼筋與樑柱，但卻是最忙碌也最熱鬧的地方。在樓層中工作的軟骨細胞，就像建築工地裡的施工人員，受到工頭「生長激素」的激勵與指揮，勤奮的工作著。當軟骨細胞在生長板中日以繼夜的工作，不斷的將大樓往上蓋，孩子的身高也就一天一天的增加了。

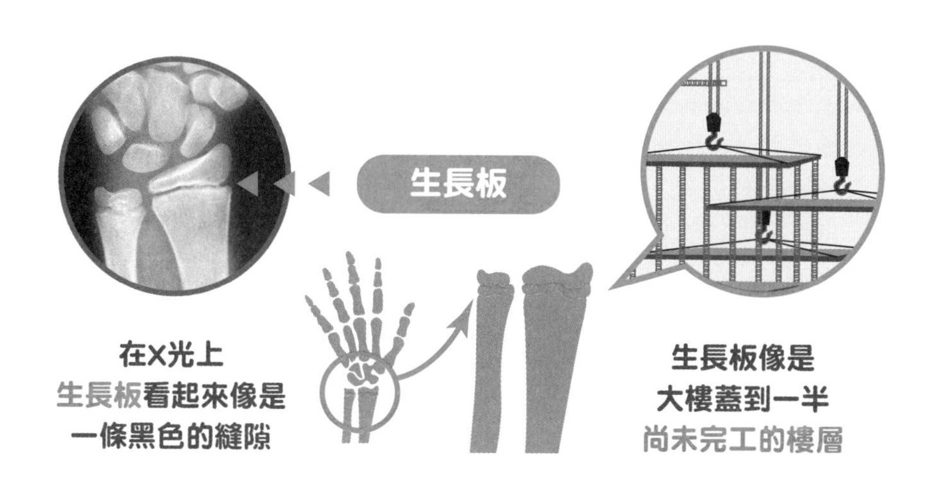

此外，不只有身高會受到生長板影響，舉凡全身上下，所有會隨著孩子長大而漸漸「變長」的骨頭，都有生長板，負責骨骼的延長。

所以，手指有手指的生長板、手掌也有手掌的生長板，手臂有手臂的生長板，大腿和小腿，也都有各自的生長板。

身體各處的生長板

人體的生長板相當多
四肢、手指與腳趾都有

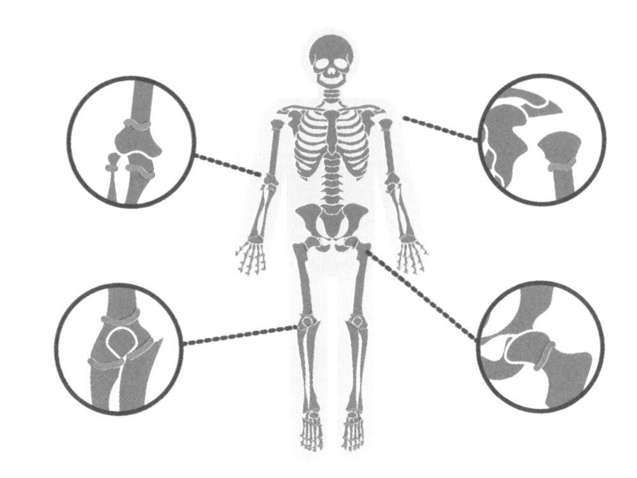

重點！ **手指的生長板讓指骨成長，手指因而變得更修長；小腿與大腿的生長板幫助腿骨的長度增長，使得孩子的身高增加。**

實際上，醫生們在X光影像上「看到」的生長板是一條黑色的縫隙，那是硬骨與硬骨之間的間距，一塊由軟骨構成的區域。

剛剛好醫師 小提醒！

隨著孩子的年齡持續成長，生長板這個在X光上的「縫隙」，其寬度會漸漸變窄，最後則會密合、消失，當縫隙消失時，就是所謂的「生長板閉合」。那麼生長板閉合還有機會長高嗎？其實，當X光上的「縫隙」越來越窄，也意味著骨骼成熟度越高，孩子身體的這棟「骨骼大樓」完工的部分也越多，身高也就大致定型了。等到膝關節附近的生長板閉合，就不會再長高了。

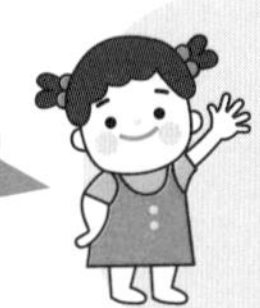

生長板 何時會閉合？

人體四肢的生長板，依據位置不同，閉合的順序也不一樣。一般來說，肢體越末端的生長板越快開始閉合。因此，首先閉合的，是指尖的生長板，再來是手指和手掌，最後閉合的則是手腕、手肘與腿骨的生長板。

生長板閉合的過程

生長板
從指尖開始閉合
男女生長板閉合時機不同

指尖生長板 閉合過程

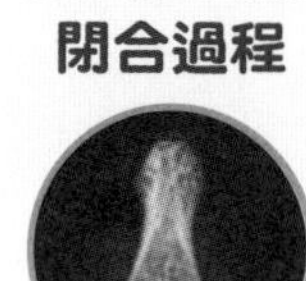

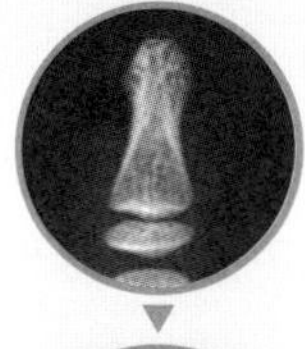

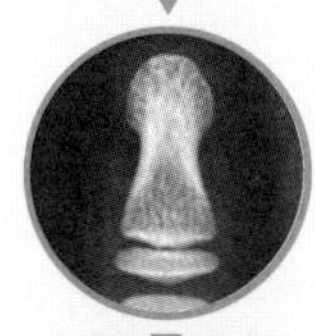

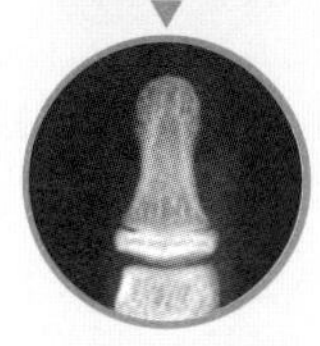

閉合時機

女骨齡13歲
男骨齡15歲

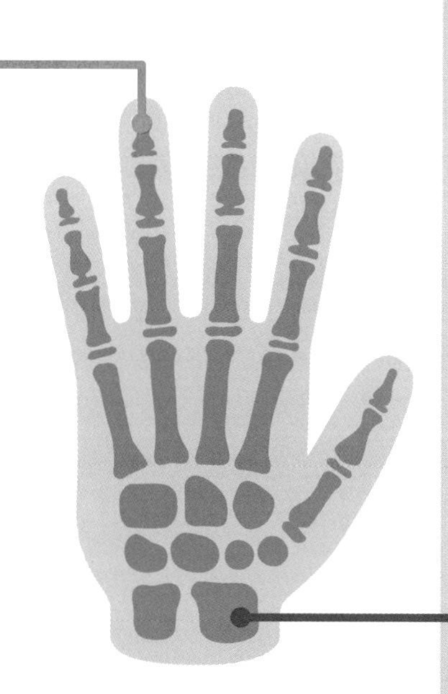

手腕生長板 閉合過程

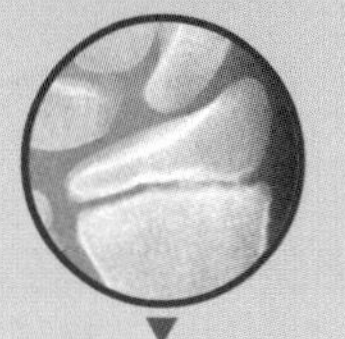

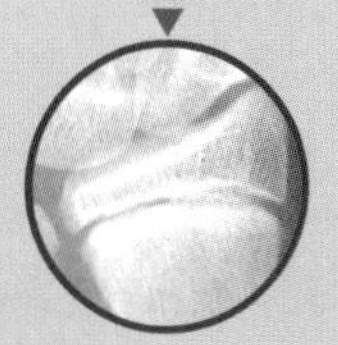

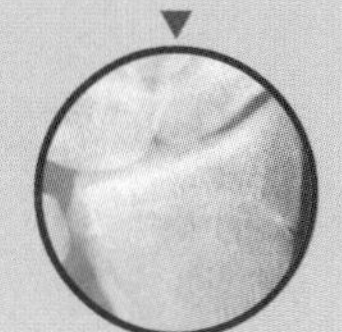

閉合時機

女骨齡16歲
男骨齡18歲

生長板閉合怎麼看呢？

男孩指尖的生長板會從骨齡15歲時開始閉合，到骨齡16、17歲時，手腕的生長板也會漸漸成熟，在骨齡18歲時，手腕的生長板才會閉合完成。

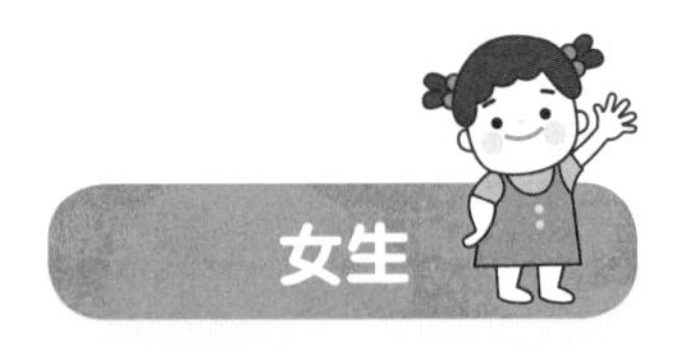

女孩所有的時程都比男孩來得早，當骨齡13歲時，我們就可以在指尖的生長板觀察到閉合的現象，而當骨齡16歲時，整個手腕的生長板則會閉合完成。

由此可知，生長板閉合的過程，並不是一瞬間的，而是漸進式的。

值得一提的是，這裡所說的「骨齡」，指的是骨骼的成熟程度。

在青春期時，「骨齡」往往會比「實際年齡」快上一些些。如果以實際年齡來估算時，女孩的生長板會在「實際年齡」大約15歲時閉合，男生的生長板則會在「實際年齡」17歲左右閉合，也就是說：女孩的身高可以長到15歲，男孩的身高可以長到17歲。

怎麼知道生長板密合了沒？

當我們知道四肢與手指都有生長板，生長板又與孩子的身高成長有關，那麼該看身體的哪個部位，才可以一次看到「最多的生長板呢？」答案就是：「手部」！

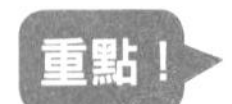

照一張骨齡，一次看到最多的生長板！

一張手部的 X 光片，除了手指的生長板，也可以看到手掌的生長板，不僅如此，手腕的生長板也囊括其中。兒童內分泌科醫師觀察手部 X 光影像上諸多骨骼與生長板的變化，進而推估出骨頭的成熟度，也就是所謂的「骨齡」。

該帶孩子去照生長板嗎？

在醫學上，其實根本不存在「照生長板」這樣的檢查，生長板的閉合程度，只是骨齡檢查中一項用來評估發育成熟度的指標。

我想，請爸媽思考一下照生長板的理由。是因為孩子身高遠遠落於人後，想看一下生長板是否有問題？還是想知道生長板閉合了沒？或是只是單純的想看看生長板「本人」？

我想，大家想照生長板的理由，不外乎是想知道還有沒有「長高的機會」，但是實際上呢，照了生長板，並不會對長高有任何「直接」的幫助。

照了生長板，發現生長板還開著，表示身高還有成長空間，想長高，孩子要做的事情就是均衡飲食、適度運動加上充足的睡眠；照了生長板，發現生長板快要密合了，那麼要注意的，也還是均衡飲食、適度運動與充足睡眠。

無論有沒有照到生長板，想讓孩子長得更高，該做的事情都是一樣的。而一個健康的孩子，生長板成熟與閉合的時機，都有專屬於自己的步調，我們其實不需要太拘泥於生長板的狀況。

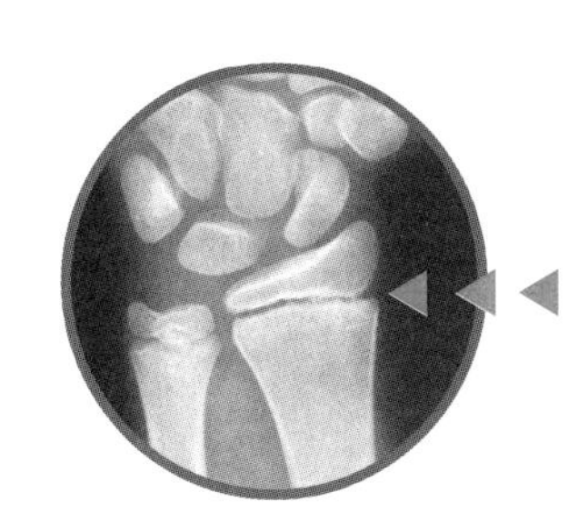

生長板本人

生長板閉合了，怎麼辦？

如果照了生長板，發現生長板已經閉合了，難道就表示可以不用在健康上多做努力了嗎？當然不是！

身材的高矮，僅僅只是一個人某部分的身體特徵，當照了生長板，發現生長板已經閉合，表示孩子順利的發育完成，進入了人生另一個階段。不如就客觀一點看待「生長板閉合」這件事實吧！我最擔心的，就是爸媽將「生長板閉合」看做是一道對身高無情的判決。

我們要提醒自己：面對這件事的態度，將會大大影響孩子對自己身材的看法。「反正我再怎麼運動和早睡，也不會長高了⋯⋯」如果孩子這麼想，會不會因此拒絕運動、作息更加混亂呢？

我們總不會希望「生長板閉合」、「不會再長高」導致孩子意志消沈，垂頭喪氣，對吧？所以，與其讓心情被生長板的閉合程度所左右，不如坦然的接受孩子發育成熟的事實。成長的路上，爸媽和孩子要煩心的事情已經夠多了，就別讓「生長板閉不閉合」這件事來影響了孩子的心情。

剛剛好醫師 小提醒！

生長板，這樣一位長高好朋友，最需要的，不是三不五時的關心，而是我們實際上行動的支持。適度的運動、均衡的營養、充足的睡眠，都是善待生長板的方式。當孩子有了良好的生活習慣，生長板工作起來沒有後顧之憂，就能卯足全力，幫孩子順利的長高！

第3章

發育期與身高衝刺：如何評估太早或太晚？

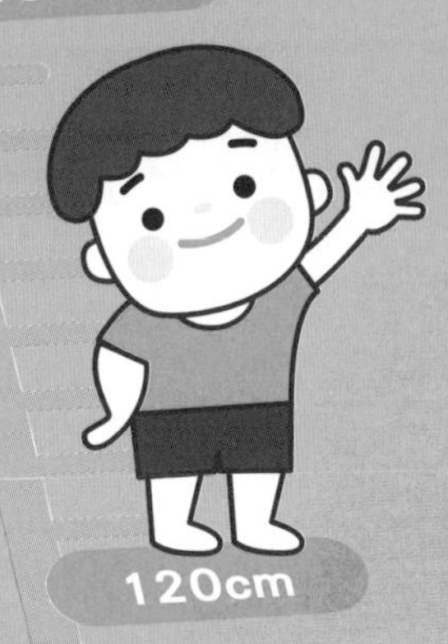

130cm

120cm

110cm

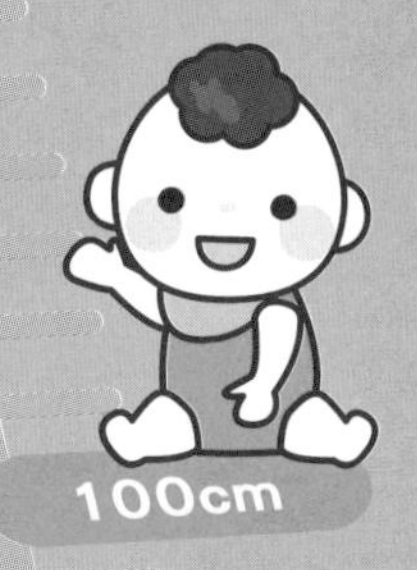

100cm

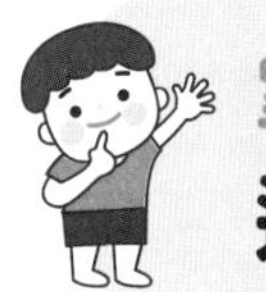

掌握發育時刻表 迎接身高衝刺期

脫離幼兒期之後，孩子身高成長最快速的階段，便是在青春期，也就是俗稱的「身高衝刺期」。只要追隨第二性徵的變化，就能確實掌握這段快速長高的時間。

最關鍵的第二性徵與身高變化

以女孩來說，第二性徵包含乳房發育、初經來潮、陰毛生長、腋毛生長；而男孩除了會陰部毛髮生長之外，陰莖增大、勃起、夢遺、長出喉結、變聲等等都是第二性徵的表現。這些陸陸續續出現的性徵變化，有些彼此相關，有其出現的前後順序，有些則是各自為政。而更重要的是，有些性徵跟身高衝刺期有關。

女孩

女孩的身高衝刺期來得比較早，從乳房開始發育：乳暈下出現小硬塊開始，一直到初經來潮之前，長高的速度最快。簡單來說，當女孩乳暈下出現小硬塊，就是準備要抽高的時候了！

男孩

男孩的身高衝刺期來得比較晚，通常在青春期的中後期，變聲是最關鍵的指標。當男孩的聲音開始變粗，童音之中有那麼一點男人低沉的聲音，聽起來像是「鴨子在叫」，或像大吼大叫之後，聲音沙啞的樣子，就是身高長最快的時候！

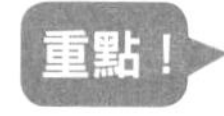

想把握身高衝刺期，在女孩身上，找乳暈下硬塊；在男孩身上，聽聲音沙啞。

剛剛好醫師 小提醒！

常有家長以為，男孩「變聲」了就表示青春期要結束了，長不高了，這其實是一場天大的誤會。變聲是一個連續的過程，更正確的說法是：「當男孩開始變聲時，正是最容易抽高的時候；而變聲完成時，身高衝刺期才會隨之結束」。

了解第二性徵時序，掌握身高衝刺期

若能深入理解第二性徵出現的順序，就更能估算出孩子何時會開始抽高，也會更清楚如何抓準時機，利用青春期這段時間的發育的助力，配合良好的生活習慣，讓孩子身高往前衝刺！

★ 孩子第二性徵發育的順序

女孩第二性徵發育

當女孩的乳暈下出現小硬塊，大約再經過 2.5 ～ 3 年左右，就會遇到第一次的月經，也就是「初經」，至於女孩腋毛陰毛生長的時序，與乳房發育月經來潮則沒有很直接的關聯性，只要是在「8 歲之後」，長出腋毛或陰毛，都是正常的狀況。

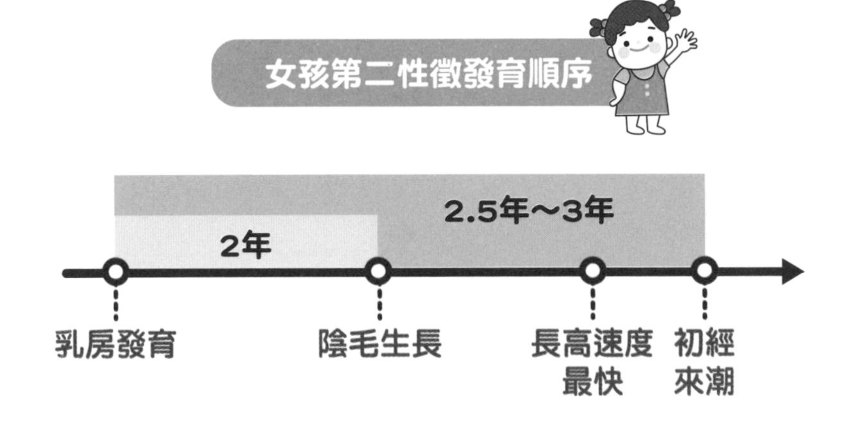

男孩第二性徵發育

男孩的發育則從睪丸變大開始，當睪丸開始發育（體積超過 4mL 或長徑超過 2.5 公分），經過約 2 年之後，會陰部會開始長出陰毛，而再經過 1～2 年，睪丸會開始製造精子，並且會出現一件等同於女孩月經的重大變化：初精，也就是第一次的射精，通常會以夢遺來表現。

以華人的資料來看，男孩平均會在 13.5～14 歲時遇到第一次的夢遺。至於長喉結和變聲的時間，則跟每個孩子的體質，青春期時身體製造了多少雄性荷爾蒙有關，每個孩子的差異相當的大，平均來說，約略落在 13～14 歲這個區間。

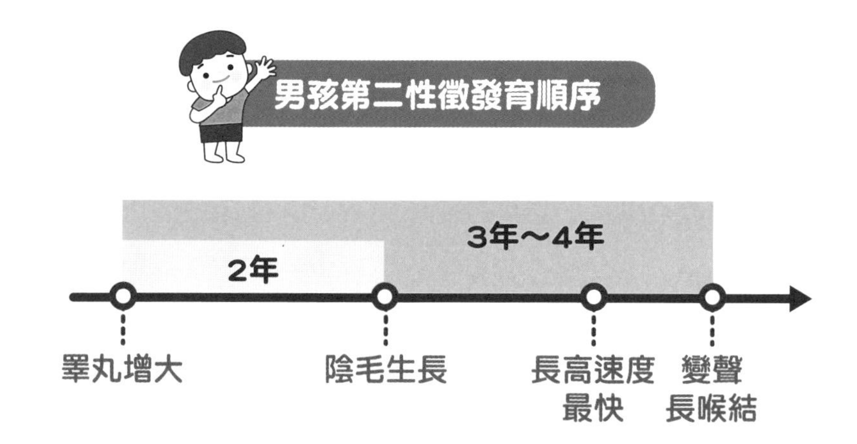

先長毛有關係嗎？陰毛腋毛生長差異大

「女孩長毛了，是不是月經就要來了？」「男孩長毛了，是不是意味著進入生長後期，身高不會再長了？」有些爸媽因為孩子身上區區幾根毛髮而擔憂焦慮，也有更多的家長，被毛髮和性徵發育的時序弄得昏頭轉向。畢竟，有些女孩的乳房先發育了，之後才長出腋毛陰毛，也有些女孩先長了腋毛陰毛，隨後乳房才開始發育。順序跟別人不一樣，到底有沒有問題？

★ 負責系統不同，影響也不同

其實，身體的內分泌系統中，「負責長毛的」，跟「負責乳房發育月經來潮的」，是兩套不同的系統，對最終身高的影響也不太一樣。

以女孩為例，負責長毛的，是「腎上腺軸線」，跟最終身高關係比較小；而負責乳房發育和月經來潮，且與最終成年身高比較有關的，則是「性腺軸線」。

「腎上腺軸線」與「性腺軸線」兩個軸線，就像是公司裡的兩個獨立的部門，剛好都在孩子青春期開始時大張旗鼓的工作，但也因為是獨立的部門，彼此工作的先後順序不一定有關。

大多數的孩子，先有了乳房與睪丸的發育，才開始長出陰毛；但也有不少的孩子，先長毛，才有其他第二性徵的發育。所以，長毛與乳房睪丸的發育究竟誰先誰後，就不用太計較啦！

★ 關鍵條件：時間點

只有一種狀況，才需要擔心，那就是：在很小的年紀，便長出了濃密的陰毛、腋毛，這就有可能是內分泌系統中的「腎上腺軸線」失序。

年紀多小才需要擔心呢？所有針對第二性徵是否正常的判斷原則，還是會回歸到「時間點」這個最關鍵的條件，也就是「女孩開始發育的年紀是 8 ～ 13 歲，男孩則是 9 ～ 14 歲」這個原則，若女生在 8 歲之前，男生在 9 歲之前，長出了陰毛或腋毛，就是性早熟，這種狀況下，才要讓兒科醫師進一步評估！

與遺傳體質有關

▼

長在手臂上的手毛
大小腿上的腿毛
不屬於第二性徵

與發育有關

▼

濃密的陰毛、腋毛
屬於第二性徵

女生 8 歲之前
男生 9 歲之前
出現即為性早熟

此外，並不是所有的毛髮生長都與青春期發育有關。若毛髮生長的位置不是在會陰部，也不是在腋下，例如：長在手臂上的手毛，長在大小腿上的腿毛，這些毛髮的多寡，跟爸媽給予的遺傳體質有關，這些手毛腳毛並不屬於第二性徵，不需過度擔心。

面對第二性徵時序應有的心態：抓大放小

孩子第二性徵發育的快與慢，只要不是嚴重的失序（例如：在不該發育的時候發育了），都是正常的！發育的步調常常跟遺傳體質有關。媽媽若是早發育的體質，女兒發育的時機也比別人來得早，爸爸若是屬於晚發育的體質，一直到了高中才進入身高衝刺期，兒子快速長高的時機自然也比別人晚一點。

即使知道了第二性徵發育的順序，但是這些身體的變化，例如：「胸部發育後幾年來月經？」「睪丸發育後，間隔幾年會長出陰毛？」說穿了，也不過就是蒐集大多數孩子狀況後，所呈現出的統計數據。別人的經驗，不見得完全適用在自己身上。

每個孩子，都是獨一無二的，期待孩子第二性徵永遠「按表操課」是件相當不切實際的事情，反而得學習用平常心，來看待孩子的發育。多陪伴孩子，多跟孩子聊聊天，在長時間又有品質的相處下，就能即時發現孩子身體的變化。當孩子感受到父母對自己的關注，也就更願意跟爸媽分享自己身體的改變。當乳暈下出現了小硬塊，女兒會在第一時間告訴你；在聊天的過程中，你也會早早就聽見兒子稚嫩的聲音裡，有一位既陌生又熟悉的大男孩，對著你說話。

孩子的青春期，一生只有一次，父母的參與，也就只有那麼一次，願我們都能更安心的，陪孩子度過這段轉大人的特別時期。

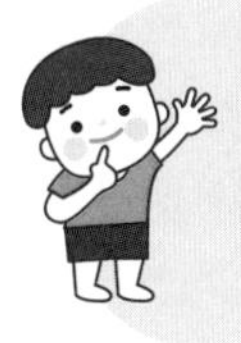

孩子發育了 太快太慢都要注意！

當女兒胸部出現硬塊，或是兒子會陰部開始長出毛髮，你的第一個想法是什麼呢？「該不會是發育了吧？」「太早發育會不會長不高？」先別擔心，重申一個重要的觀念：女孩開始發育的年紀是 8 ～ 13 歲，男孩則是 9 ～ 14 歲，只要在上述時間內發育，都是正常的！

性早熟與性晚熟

如果女生在 8 歲前、男生在 9 歲前就有了第二性徵，醫學上稱做「性早熟」。而女生在 13 歲之後，或男生在 14 歲之後，仍沒有第二性徵，則稱作「性晚熟」。

上述性早熟或性晚熟的定義，全都以「時間」作為最重要的依據，在判斷是否發育過早，「開始發育的時間」是最最關鍵的資訊。

確認孩子在正常時間發育的 3 個小技巧

1
5 歲就
開始注意

2
學習
判斷發育的
第一個徵兆

3
回想
自己的
發育步調

面對太早或太晚發育的孩子，我會建議，先不要管什麼性早熟或性晚熟有什麼原因了，也不用去蒐集到底下一步如何治療，先把上述兩者的「定義」弄明白，如果孩子開始發育的時間根本不符合「性早熟」或「性晚熟」的條件，那麼大可將那些性早熟或性晚熟的可怕後果拋諸腦後，只要孩子發育的時間在正常範圍內，那些「讓人心神不寧的後果」全都跟自己的孩子無關！

何時要開始注意發育徵兆？5歲就開始！

一如前文所提：時間，是判斷有沒有過早發育的關鍵，因此，爸媽有意識的掌握孩子何時開始發育，最為重要！

女孩

在門診，常常有不少 8 歲多的女孩，因為「胸部硬塊」被爸媽帶來評估發育狀況。 那麼這個第二性徵到底是「7 歲多就出現了，一直到 8 歲才被發現」？還是孩子「足 8 歲後」才冒出來？

若女兒 7 歲多就有了第二性徵，那就符合性早熟的定義了，得接受完整的檢查；若 8 歲多才有，則是在正常的發育範圍內，大多追蹤觀察即可。8 歲之前，8 歲之後，一早熟，一正常，在醫師心中的擔心程度也不一樣，若爸媽能協助掌握發育的時間點，醫生就能安排更切合孩子需求的診療計畫。

男孩

男生也是一樣，當一個男孩因為「太早變聲」而被帶來診間，醫師只能參與到孩子的「現在」與「未來」，究竟何時開始發育，也只有曾經參與孩子「過去」的父母會知道。

★ 5 歲進入監測空窗期

從幾歲開始就要注意發育的徵兆呢？我建議，從 5 歲開始，爸媽就可以注意孩子有沒有第二性徵了！

5 歲之前，孩子仍會接受各式常規疫苗的注射，在執行預防針注射的健兒門診，有醫師為孩子把關，發育太快或太慢，都逃不過專家的法眼；而在孩子 7 歲剛進入小學時，也有校園健檢的醫師會針對孩子的胸部外觀、睪丸等性徵進行評估。然而，5 到 7 歲的這段時間，如果孩子都健健康康的成長，不見得會有讓醫生評估的機會，若爸媽沒有主動監測孩子的發育狀況，那麼，孩子在 5 ～ 7 歲這段空窗期有沒有開始發育，也就不得而知。

★ 及早檢查及早追蹤

6 到 8 歲這段期間，恰巧是女孩發生「乳房早熟症」的高峰。乳房早熟症是最輕微的女孩性早熟，是一種良性的狀況，僅有乳房輕微的發育，並不會影響孩子初經的時間或身高，大多時候，發育的乳房會隨著時間而消退。然而，乳房早熟症的女孩之中，大約有 10 ～ 20%其乳房發育的程度會越來越明顯，最終仍會影響初經時機與身高。

男孩的性早熟更有可能是腦部病變所導致，因此更要及早開始留意。不過，男孩剛開始發育時的性徵變化並不明顯，常常得等到「開始變聲了」又或者「突然快速抽高」時，爸媽才驚覺孩子發育過快。此時，男孩的發育階段，大多已經走到發育的中後期了，所以我建議從孩子 5 歲開始，三不五時就要留意第二性徵的狀況。

最早出現的第二性徵：男孩睪丸變大／女孩乳暈下硬塊

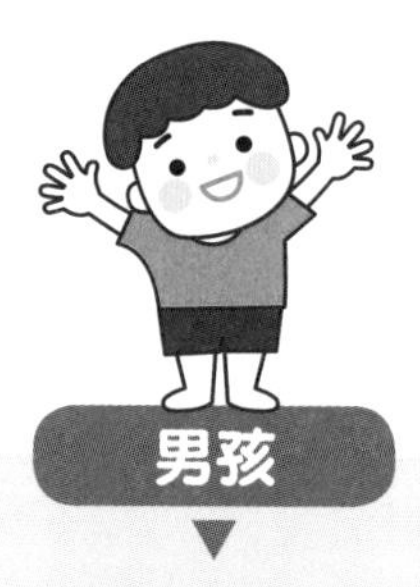

男孩

▼

睪丸變大

男孩最早出現的第二性徵，是「睪丸變大」，相較於女孩，更不容易發現。在定義上，當睪丸體積超過 4 毫升，或是睪丸長徑超過 2.5 公分，就表示男孩開始發育了！「男孩的第二性徵這麼不容易觀察，難不成要每天用尺去量？」先別擔心，由於男孩的性早熟發生率遠低於女孩，依照我的經驗，真正在 9 歲之前就發育且符合性早熟定義的男孩並不多，所以，我建議只要利用機會（例如孩子洗澡時）偶爾觀察一下男孩子的生殖器，只看起來不要像是成年男性的生殖器「移花接木」上去那樣就可以了！

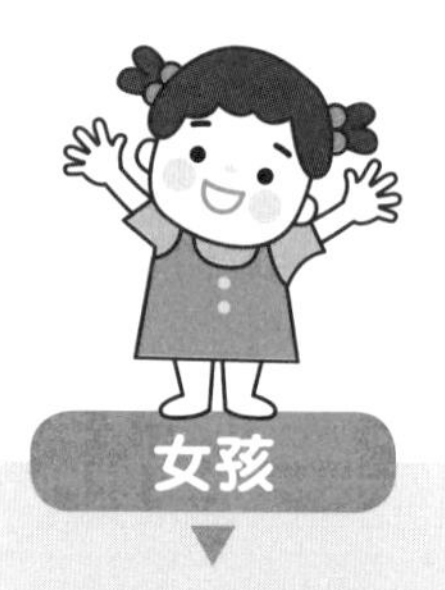

女孩

▼

乳暈下硬塊

以女孩來說，最早出現的第二性徵是「乳暈下硬塊」。這個硬塊的位置通常在乳暈正下方，這是剛開始發育的乳腺，因為組織較為緻密，所以摸起來「硬硬的」，也因為乳腺剛開始發育，孩子還不太習慣，所以，碰到了或壓到了，孩子會說「有點痛痛」的感覺。這個硬塊，是女性荷爾蒙刺激乳腺所產生的結果，當乳腺開始發育，也就表示女孩青春期正準備要開始了！

搞懂定義，若非疾病，別著急

孩子是否性早熟或性晚熟，時間是最重要的評估標準：女生在 8 ～ 13 歲之間開始發育，乳暈下冒出硬塊，又或者男生在 9 ～ 14 歲之間開始出現第二性徵，全都是正常的！不在上述時間內發育的孩子，才可以稱作是性早熟或性晚熟。

醫學上，會將性早熟與性晚熟的時間定義得這麼明確，主要是因為，在定義上符合性早熟或性晚熟的孩子，才「比較有機會」是疾病所引起的早熟、晚熟，也只有「疾病」才會對孩子將來的成年身高、初經時間造成巨大的影響。反過來看，只要在正常時間內發育的孩子，其發育的時機與步調，大多數都是正常的，發育得早、晚、快、慢，反映的其實是爸媽給予的遺傳體質罷了。

我建議爸媽回想一下自己成長經驗，如果在媽媽的印象中，初經來得比別人早，或是父母之中，有一方在小學畢業後，身高就沒有增加太多，很早就長到了成年身高，那麼孩子發育偏早，更有可能是來自於父母的遺傳喔！

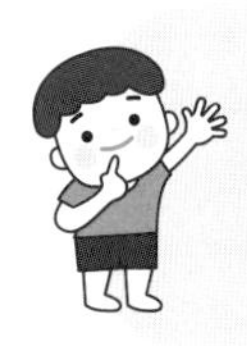

跟著做
輕鬆檢查孩子的第二性徵

要判斷發育是否過快或過慢，需要兩個重要的資訊，一個是「時間」，另一個，則是「第二性徵」。在不對的「時間」出現「第二性徵」，才是性早熟或性晚熟。女生 8 歲之前，或男生 9 歲之前發育，才是真正的性早熟。然而，又該如何自行判斷「第二性徵」是否出現了呢？

女孩 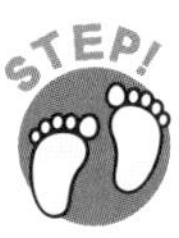 用指腹尋找乳暈下硬塊

STEP! 多數女孩首先出現的第二性徵是乳房發育，可以用以下方法檢查：

STEP 1 請孩子先脫去外衣，維持舒適的坐姿或站姿，避免駝背或刻意挺胸，雙手自然垂放。

STEP 2 家長將食指與中指併攏，將手指第一指節的「指腹」整個平貼上孩子的乳暈，輕輕施力。

STEP 3 透過指腹去感受乳暈底下，是否有個「小硬塊」頂住指腹，這個小硬塊，有人會形容像是小紅豆、小鈕扣、小彈珠或小錢幣。

STEP 4 如果指腹沒有碰觸到任何「小硬塊」，可以直接將併攏的食指與中指，以乳暈為中心，用整整兩根指頭，緊貼上孩子的胸部，再次感受是否有硬塊。

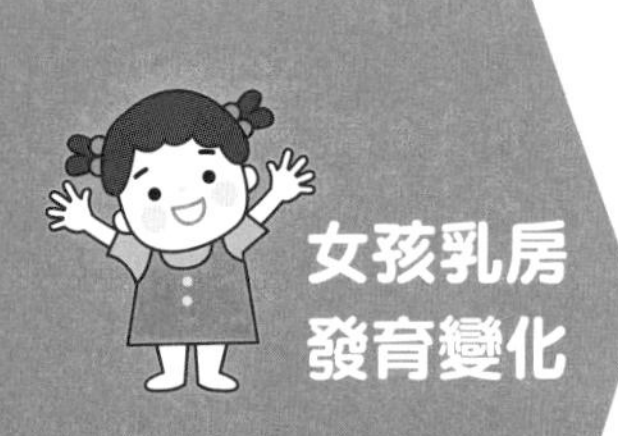

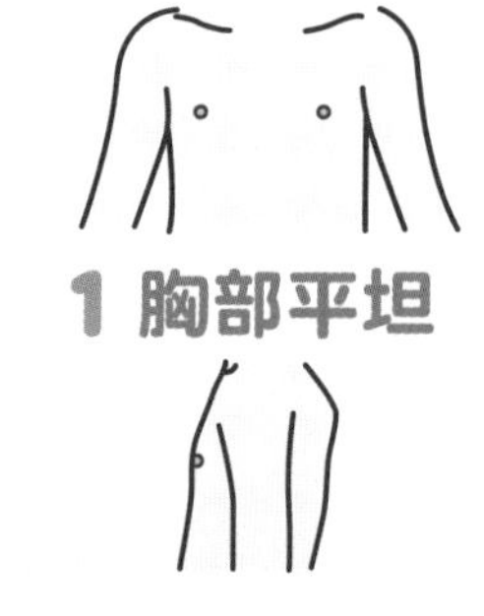

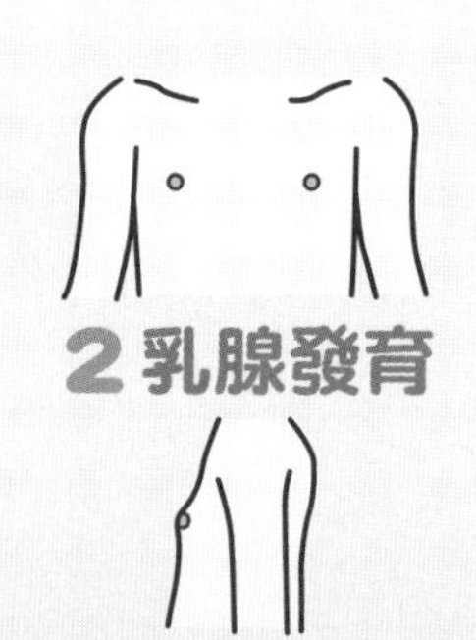

訣竅 TIPS

當指腹接觸乳暈，首先會感覺到乳頭「頂住」了指腹，觸感跟乳房周遭皮膚不太一樣，但這並不是我們所說的小硬塊喔！真正的小硬塊，是發育初期較為緻密的乳腺，在乳暈的深處，很明顯的隔著一層皮膚。

若想要模擬女孩乳房剛開始發育的觸感，可以找一顆鈕扣，或拿三、四個一塊錢硬幣疊起來，再蓋上一條毛巾，隔著毛巾，用指腹去感受鈕扣或一塊錢硬幣，那樣的觸感，就很接近女孩乳房剛開始發育的樣子了！

重點！

在乳暈底下摸到小硬塊，無論小硬塊出現在單側或雙側，就表示孩子開始發育了！

★ 乳暈下出現小硬塊，為發育階段「初期」

乳暈下出現小硬塊，表示女孩剛進入發育階段的「初期」，然而，有些孩子因為發育了一段時間才被發現，其乳腺發育得也更大，脫離了小硬塊的階段，此時，讓孩子照照鏡子，從正面觀察，若已經出現了乳房的輪廓，代表孩子的乳房發育已經進入了中期。

當代的孩子普遍營養過剩，有不少孩子因為肥胖，導致胸部脂肪層較厚，讓發育初期的乳腺被深埋在脂肪層底下，觸診評估上更為不易。又或者，因肥胖而胸型明顯，乍看之下彷彿乳房發育得很成熟，但其實只是脂肪堆積在胸部。這時可以讓孩子平躺，再檢查一次，用指腹去尋找是否有乳暈下硬塊。

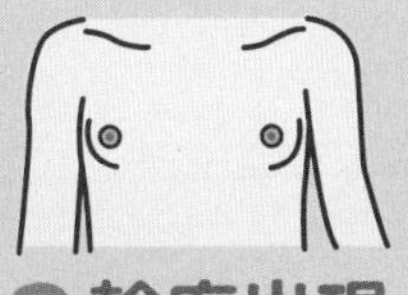
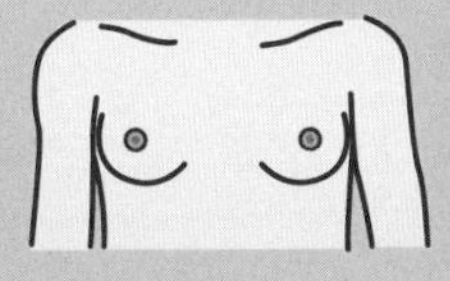
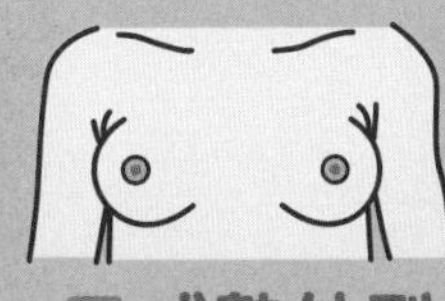

3 輪廓出現　4 乳暈凸起　5 成熟外型

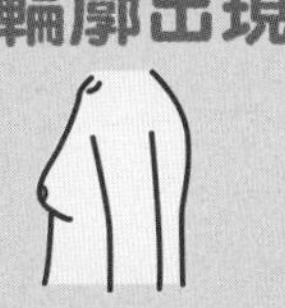
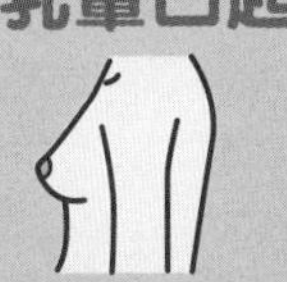
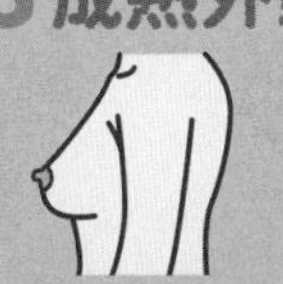

男孩 用成人中指第一指節與睪丸比大小

相較於女孩的乳暈下硬塊，男孩身上首先出現的第二性徵，是睪丸變大：體積超過 4mL 或是長徑超過 2.5 公分。臨床上，醫師除了用尺測量之外，也會仰賴專業的睪丸測量器（Orchidometer），這是一組用來和睪丸比大小的串珠，透過比較，來得知睪丸的體積。

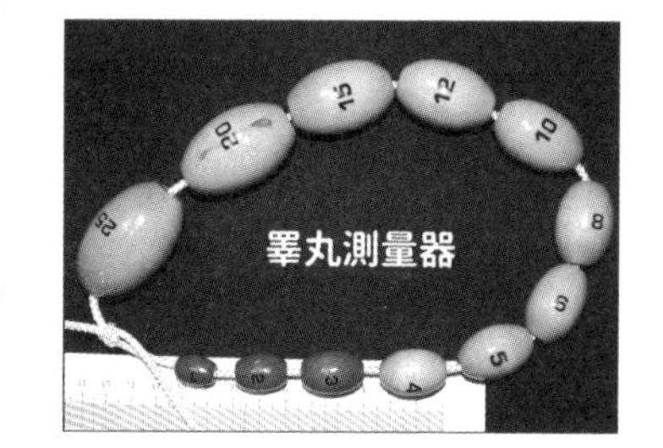

然而，要評估男孩的睪丸，還真不容易，畢竟，爸媽在家沒有睪丸測量器可用，加上睪丸滑溜滑溜的，不容易固定，要用尺測量，難度還真不小。

訣竅 TIPS

每個人身上，早就內建了一個長度大約 2.5 公分的測量器，那就是：中指的第一指節！要評估男孩是否發育，可以用大人中指的第一指節，跟孩子的睪丸「比大小」，孩子的睪丸如果比大人中指的第一指節大上許多，那就是開始發育了！

然而，隨著年齡增長，孩子身體自主權的意識也將更加強烈，不見得願意讓爸媽檢查私密處的變化，這時可使用最簡單而直接的大絕招——每年長高是否超過 6 公分？

評估是否開始發育大絕招：每年長高超過 6 公分

孩子乳房與睪丸的變化，都與體內「青春期荷爾蒙」雌激素與雄性素的濃度有關，當青春期荷爾蒙的濃度逐漸增加，乳房、睪丸的發育也就更

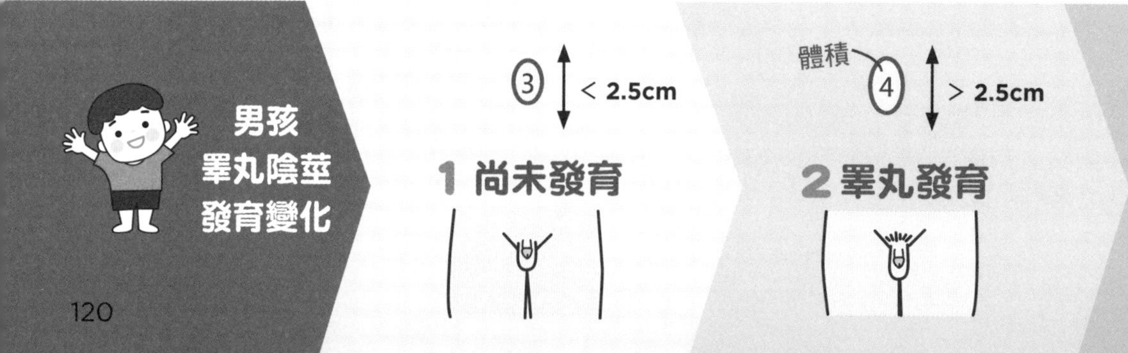

加明顯，長高的速度也將大幅增加。然而，檢查乳房和睪丸需要技巧與經驗，相較之下，定期幫孩子做身高記錄，再換算成每年長高的速度，更加直接而具體。

青春期這段時間，因為青春期荷爾蒙和生長激素的作用，孩子長高的速度會來到巔峰，每年會長高 6 ～ 7 公分以上。而在上小學之後，進入青春期之前，大多數孩子的身高每年只會增加 4 ～ 6 公分。所以，當孩子「每年長高超過 6 公分」，長高的速度逐漸增加，就很有可能是在發育了！

太早太晚都不好，符合 3 大條件，建議及早就醫

隨著年紀增長，孩子的身體終究會發育，當孩子的身體出現發育的跡象，我們要做的，就是先告訴自己「不要緊張！」只有當第二性徵出現，出現的時間不合理，加上長高的速度又太快，才很有可能是真正的性早熟。

評估發育 3 關鍵

是否出現第二性徵？
乳房或睪丸是否開始發育

發育的時間是否太早？
女生在 8 歲前
男生在 9 歲前

是否長高超過 6 公分？
回顧孩子過去一年長高的速度

如果上述三題答案全都是「對」，那麼建議盡早讓兒童內分泌科醫師評估吧！

10

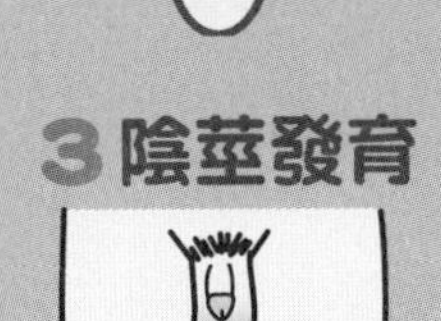

4陰囊色深

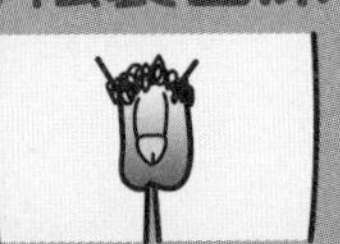

5成人大小

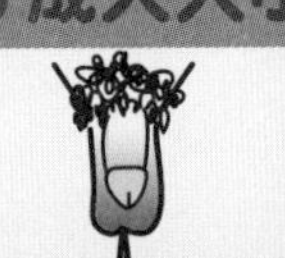

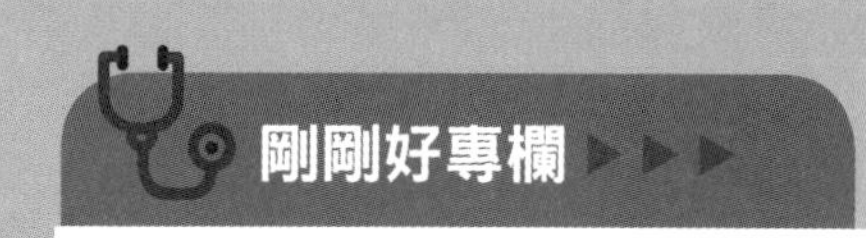

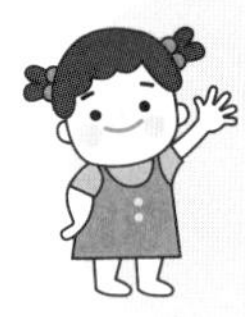

全球趨勢 女孩發育時間越來越早

「醫生，我好自責，是不是我做錯了什麼才讓女兒提早發育？」「我很注重她的飲食，為何她還是這麼早就發育了？會不會長不高？」當孩子提早發育，自責、恐懼，無所適從，是多數父母第一時間的情緒。

不過，我想大聲的強調：「孩子早發育，不是父母的錯！」其實，全世界女孩的發育時機都提早了！當代女孩早發育，是整個世界的趨勢，並不是我們沒有把孩子照顧好。

女孩發育時機逐漸提早，是既定的事實

你能想像嗎？在 19 世紀，大約 1850 年左右，當時北歐的女孩，初經的年紀是在 16 ～ 17 歲左右。隨著時間推移，西方世界女孩的初經時間逐漸提早，直到近代，女孩的初經時機才落在 12 ～ 13 歲之間。隨著當代人類經濟的發展，女孩發育時機逐年下降，是科學家在過去這一個世紀觀察到的事實。

不僅初經時機逐漸提早，女孩胸部發育的時間，也是！

2009 年，發表於美國著名醫學期刊《兒科學》（Pediatrics）上的研究也指出：女孩提早發育是普遍的現象。研究發現，大約有 10% 的女孩，在 7 ～ 8 歲之間，乳房就開始發育了！正是孩子剛進入小學沒多久的年紀，想像一下，每 10 個女孩，就有 1 個開始發育，這是多麼驚人的比例呀！

在 2020 年，美國醫學會兒科期刊《JAMA Pediatrics》中，則給了更精準的數據。研究發現：自 1977 年以來，每隔 10 年，女孩的發育年紀就會提早 3 個月，依照這樣的原則來推算，母女兩個世代的年齡差距約 30 ～ 40 年，那麼女兒比媽媽提早 9 ～ 12 個月開始發育，可能是這一代父母將面臨的普遍狀況。

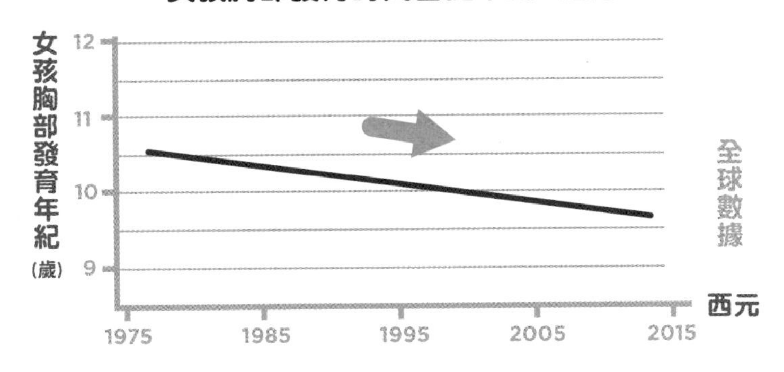

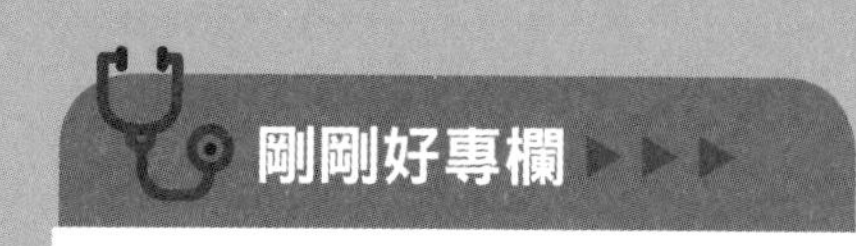

發育時機提早，是物種的身體本能

為什麼女孩的發育提早了呢？是環境荷爾蒙？還是飲食習慣的影響？又或是兒童肥胖比例上升所導致？各種説法都有其道理，不過，我認為，若是從生物學的角度來解釋，一切就全説得通了！

以生物學的角度來看，地球上所有生物個體的存在，都是為了整個物種的存續。「想辦法讓人類得以繁衍」是一道被寫在 DNA 底層的身體本能，所以當人類文明進步，個體營養狀況越來越好，身體早早累積了繁衍後代的本錢，身體的本能就會驅動著我們的器官組織，提早產生繁衍下一代的能力，也就是所謂的「發育」。

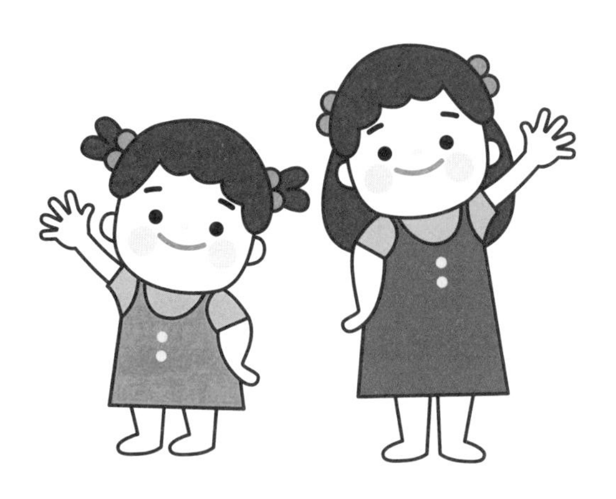

▶當代女孩早發育，是整個世界的趨勢。

當我們只將焦點著眼於個體的早發育，的確會感到困惑與不解，但是若將視角擴大，以人類這整個物種的存續來思考，早發育似乎是件相當合情合理的事情了。

早發育，所以孩子長不高？那可不一定！

關於早發育這件事，大家在意的，不僅僅是發育早晚，多數人更擔心孩子早發育，會不會讓長高的時間減少？最後長不高？

希望答案是：不會。

不僅不會，我們的下一代反而越長越高。針對華人的研究發現，成年女生的平均身高從 1979 年的 158.2 公分逐漸增加，一直到到近代的 159.5 公分。儘管身處青春期逐漸提早的趨勢中，但下一代的身高是越來越高的。

家長聞之色變的 女孩性早熟

女孩在 8 歲之前發育，就是性早熟，此外，10 歲前來月經，也是太早發育的徵兆。那麼到底是什麼原因導致女孩性早熟呢？不處理，又會發生什麼後果？

女孩性早熟 4 大原因：遺傳、肥胖、環境荷爾蒙、疾病

原因1 遺傳

▶▶ **導致孩子性早熟的先天因素**。孩子的發育時機，受到許多複雜的基因調控，這些基因來自於父母，所以孩子的發育步調，往往與父母的發育步調接近，若父母屬於很早就發育完成的體質，孩子的發育當然也會提前。

重點！ **如果媽媽在小學四年級左右就來月經，中高年級之後，身高就沒有什麼變動，又或者爸爸小學就變聲，國中初期成長就完成，那麼孩子也有可能因為遺傳，而提早發育。**

▶▶ **造成性早熟最明確的兇手**。從生理學上來看，肥胖女孩體內脂肪較多，而脂肪中的膽固醇，恰好是女性荷爾蒙——雌激素的原料。近代研究發現，脂肪細胞有著分泌女性荷爾蒙的作用。肥胖的孩子，體內脂肪過多，就像是提早幫身體準備好了發育所需要的一切，原料充足、條件齊備，一個不小心，「發育」這條引線被點燃，性早熟就這麼開始了！

重點！ **性早熟的女孩不一定肥胖，但是肥胖的女孩，絕對是性早熟的高危險群。**

原因3 環境荷爾蒙

▶▶ **最常被提及的性早熟元凶**。當今工業社會，各式工業化合物充斥在生活周遭，有些化合物接觸人體後，會干擾人體的內分泌系統，稱作環境荷爾蒙。某些特定的環境荷爾蒙，例如「雙酚 A（Bisphenol A）」「鄰苯二甲酸酯類（Phthalate Esters, PAEs）」都被證實有雌激素的作用，會讓青春期提早開始。

重點！ **環境荷爾蒙看不見、摸不到，無處不在，這樣一群隱形的敵人，常常被視為性早熟的罪魁禍首。**

原因4 疾病

性早熟可能是疾病所致，依照致病的方式和來源，又可以分成兩種：**中樞型性早熟、周邊型性早熟**。

性早熟分兩類：中樞型、周邊型

青春期，就像一台小汽車，這台小汽車的鑰匙孔，在孩子的腦袋裡，當鑰匙孔被轉到「開」的位置，青春期就啟動了。女孩乳房發育、男孩睪丸變大、陰毛腋毛生長，就是青春期這台小汽車帶來的風景。

實際上，青春期之所以會開始，是來自於人體「下視丘、腦下垂體、性腺（卵巢或睪丸）」的這個被稱作「性線軸線」的內分泌系統組合，下視丘有最大的主控權，是手握鑰匙的駕駛，腦下垂體則是汽車的引擎。當下視丘將腦下垂體這台引擎轉到「開」的位置，引擎就會驅動卵巢與睪丸開始運作，製造女性與男性荷爾蒙，也就是雌激素與雄性素。

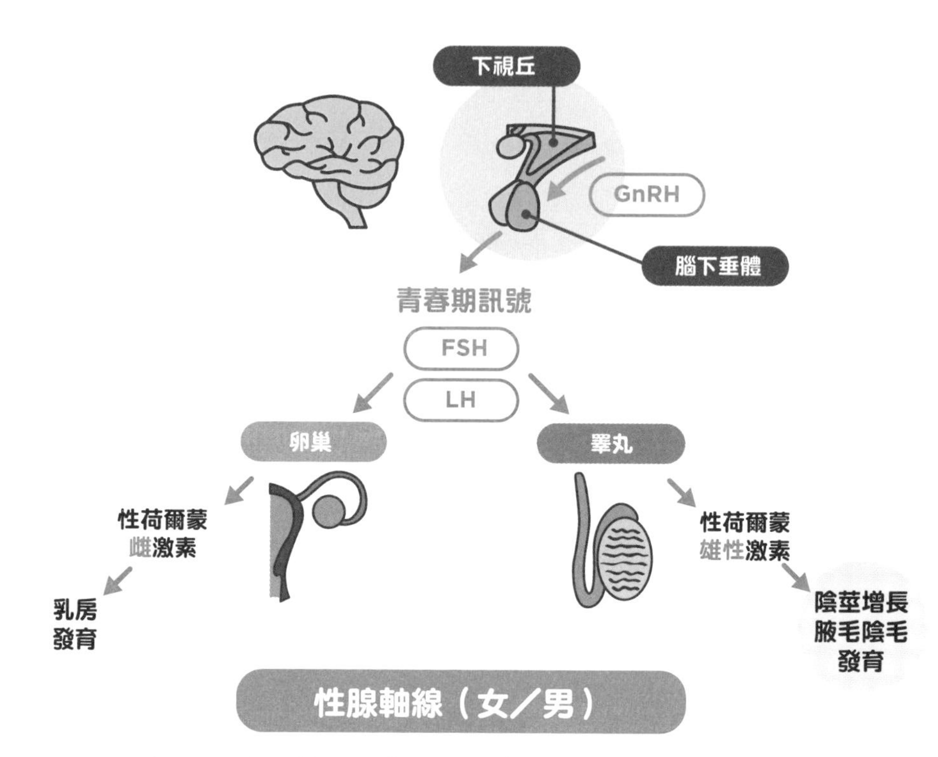

由下視丘、腦下垂體、性腺（卵巢或睪丸）所構成
與青春期開始的時機，以及第二性徵的變化有關

一台汽車在路上移動，不外乎兩種可能，一種是汽車的引擎被發動了，在路上奔馳，另一種，則是引擎在熄火狀態，有人在車尾推車。青春期也是，如果青春期的引擎太早被啟動，就稱為「中樞型性早熟」，如果是因為外力，導致汽車在路上移動，就稱為「周邊型性早熟」。

中樞型性早熟

「下視丘」與「腦下垂體」都是腦部的構造，所以只要腦部結構有異常，或腦部曾受過傷，例如：出生時腦部缺氧、腦部感染、腦部腫瘤，或是曾經接受腦部的放射線治療等，便可能因此導致中樞型性早熟。

重點！

中樞型性早熟中，更多的是原因不明卻也不至於危害到健康的「特發性性早熟」，有高達 92% 的女孩與 50%的男孩是屬於這一類型。

周邊型性早熟

外在因素所引起的早熟，當青春期時鑰匙孔仍在「關」的位置，第二性徵卻發育了，就稱作周邊型性早熟。原因大多是腦袋以外的因素，包含卵巢囊腫、卵巢或睪丸腫瘤，以及腎上腺增生，或是罕見的生殖細胞瘤。

重點！

若孩子誤食了含有女性荷爾蒙的避孕藥，或是接觸了含有女性荷爾蒙成份的保養品、洗髮精，也會產生周邊型的性早熟。周邊型性早熟大多有明確的原因，必須積極的抽絲剝繭來找出罪魁禍首。

性早熟的後果：一開始長得快，最後卻長不高

一開始長得快，最後卻長不高，就是性早熟的後果。提早出現的青春期荷爾蒙，特別是雌激素，會促進孩子身高迅速成長，但是當雌激素在體內濃度越來越高，就會促使生長板閉合，一旦生長板提早閉合，孩子的成長期便會提早結束，最後身高也將停滯不前。

長不高

性早熟的孩子其身高百分位（*即身高排名*），會在短時間內大幅上升。然而，青春期就像是一場馬來松，大多數的跑者會維持著穩定的速度前進，假如有個脫序的跑者，在一開始就全力衝刺，那麼初期名次肯定大幅上升，不過，可想而知，用跑百米的速度來跑馬拉松，一定後繼無力。研究發現，性早熟的女孩，如果沒有接受適當的治療，最後身高也將矮人一截，身高平均只有 150 公分，而男孩僅能長到 155 公分。

月經提早

有些性早熟的女孩，會在 10 歲之前遇到月經，那正是小學三、四年級的階段，此時，孩子對月經仍懵懵懂懂，不僅在生理期自我照護的技巧尚不純熟，更有可能因為身體狀態與眾不同，而承受同儕過多的關注，月經

來潮也讓孩子能參與的課程及體育活動受到限制。此外，月經剛來的頭一兩年很不穩定，時而規律時而失序，面對一位不知道下一次何時會來拜訪的好朋友，實在令人困擾。

避免性早熟的生活提醒

造成女孩性早熟的原因中，有些是無能為力的，有些是可以控制的。父母給予的遺傳體質無法改變，若性早熟是疾病所致，則得仰賴醫師的診治與追蹤。少數可以操之在己的，則剩下肥胖與環境荷爾蒙的暴露。

肥胖與環境荷爾蒙的暴露，都是所謂的「結果」，不良的飲食與生活習慣，才是主要的原因。疾病導致的性早熟並不常見，多數的狀況下，女孩性早熟還是孩子的身體與環境互動出來的結果。要減低孩子性早熟的風險，可以先從減少環境荷爾蒙暴露（可參照本書 P. 226〈避開環境荷爾蒙，遠離性早熟〉）與避免肥胖著手。 此外，家長還可以：

提醒1 提高警覺

當孩子一進入小學，我們就該多留意孩子第二性徵的變化了。使用本書 P.118〈跟著做，輕鬆檢查孩子的第二性徵〉中的方式，幫孩子檢查。若孩子習慣自己洗澡，那麼也可以跟孩子預告，接下來的身體會產生哪些變化，請孩子留意。

提醒2 及早準備

相較於男孩，女孩的發育期早，成長期短。近代多數的女孩在小學時就會遇到初經，當孩子上小學，我們可以一步一步的跟孩子分享發育時會有的身體變化，介紹月事時會用到的生理用品。即使孩子不見得全聽得懂，只要慢慢的教，讓孩子慢慢的學，那麼在應對的技巧和心態上會更加成熟些。

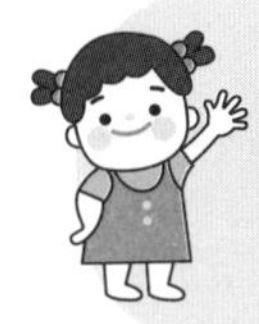

如何估算女孩初經的時機？初經來了還會再長高嗎？

第一次的月經，稱作初經，是女孩成長發育中最重要的里程碑。多數女孩的身高衝刺期，是乳暈下出現小硬塊，一直到初經來潮的這段時間。不過，一旦初經來潮，也意味著，女孩的成長發育接近尾聲，長高的速度將會大幅減緩。

如果能提早預知初經時機，不僅能及早做好面對生理期的準備，也會更清楚還剩下多少長高的時間。

預估初經年齡的 3 個方法

我提供三個方法來預估初經年齡，讓爸媽參考。

★ 方法 1 〉〉用實際年紀預估初經年齡

「孩子的發育，好像比我們那個年代來得早？」你若有這樣的疑惑，千萬不要懷疑自己的印象，因為，全世界的研究都發現，女孩的初經年紀確實逐漸提早，「大多數女孩會在實際年齡 11、12 歲來第一次的月經。」

研究顯示，台灣女孩平均的初經年齡是 11 歲 4 個月左右（約小學五、六年級）。若使用華人的大數據來看，平均的初經年紀大約會落在 12 歲 4 個月。國外的研究也發現，50%的女孩在12 歲半前，已經有了第一次月經，隨著年紀增加，在女孩 14 歲之前，95%的女孩都有了初經的經驗。

此外，初經年齡和遺傳有很大的關係，如果媽媽的初經來得比較早，女兒的初經時機也會比較早。不過，即使初經年紀再怎麼提早，醫學上，也還是有一個明確的分水嶺，用以區分是「正常的提早」或是「真正的性早熟」。

重點！ **若初經年齡小於 10 足歲，就是性早熟，得趕緊找兒童內分泌科醫生檢查！**

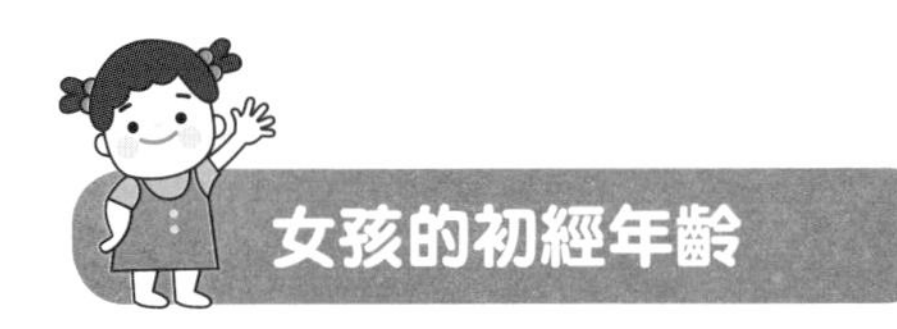

台灣女孩	華人女孩	國外女孩
11 歲 4 個月左右	12 歲 4 個月左右	14 歲前有 95% 已經遇到初經

★ 方法 2 用胸部發育的「時機」與「程度」來預估初經年齡

從孩子胸部發育的時機與程度來預測。以時機來說，當女孩乳暈下出現小硬塊後，再隔 2 ～ 2.5 年，大部分的女孩就會遇到第一次的月經。然而，這個判斷方法是很粗略的估計，因為每個人青春期的步調都不太一樣，有人快，有人慢。

此外，有學者提出，可以從胸部發育的程度來評估初經是否快要來了。關於女孩的胸部發育，從青春期之前的平坦狀態，到完全發育成熟如成年女性的樣子，可以分成五個階段。（請參考〈跟著做，輕鬆檢查孩子的第二性徵〉P. 118）

重點！ **當乳房開始出現輪廓、乳暈開始凸出，也就是第三階段或第四階段時，大多數女孩會經歷第一次月經。**

雖然從胸部發育的時機與程度來切入，大都無法很準確的預估初經年齡。但是對於健康的孩子來說，幾乎不會有：「胸部開始發育，隔幾個月後，初經就來了」這樣的狀況，所以當我們發現女孩的發育才剛開始，暫且不用擔心月經突然就來報到。

★ 方法 3 〉〉用骨齡預估初經年齡，骨齡 12.5 ～ 13 歲，月經來報到

最後，可以用骨骼的成熟度——骨齡，來預估初經時機。統整國內外的研究結果，加上我的個人經驗，女孩在骨齡 12.5 歲時，會遇到第一次月經。

國內的研究發現，女孩初經時的骨齡平均約為 13 歲。而國外針對不同人種的醫學研究也指出，大多數女孩的初經發生在骨齡 12 ～ 13 歲之間。取 12.5 歲這個數字，比較好記，雖然稍微早了些，但是與其將初經年齡估計的分毫不差，不如記個早一點時間，也比較好提醒自己該提早幫孩子做準備。

>> 初經與雌激素濃度的關係

女孩初經的年齡，跟體內的雌激素濃度有很大的關係。「胸部發育的程度」以及「骨齡」所反映的，就是過去這一段時間，孩子體內的雌激素濃度。當孩子進入青春期，體內雌激素濃度會逐漸上升，雌激素便會刺激骨骼，使得骨骼會逐漸成熟，最終導致骨齡增加，當女孩的骨齡成熟到 13 歲左右時，身體各器官早就受到雌激素刺激好一段時間了，因此，子宮卵巢也成熟到足以產生月經的程度了。

初經來了之後，就不會再長高了嗎？

「初經來了之後，就不會再長高了。」這個觀念是錯的！其實，初經來潮之後，大部分的女孩骨齡約在 12 ～ 13 歲之間，此時距離女孩身高成長趨緩的終點：骨齡 14 歲，還有一小段時間，因此，還有 3 ～ 5 公分以上的成長空間。那麼，為什麼會有「月經來了就長不高」的說法呢？因為初經來了之後，大部分女孩的生長速度會變慢，相較於初經之前的「生長衝刺期」，長高速度慢上許多，便會讓人誤以為不會再長高了。

此外，初經來潮之後，孩子的身高成長大約已經完成 97 ～ 98%了，僅剩下大約 2 ～ 3%的成長空間。以國人女孩最終平均身高約為 160 公分來計算，這 160 公分裡頭，有 3.2 ～ 4.8 公分，是初經報到之後才增加的。

重點！ **月經報到之後，平均還可以再長高 3 ～ 5 公分！實際的情況因人而異，曾有孩子初經來之後，還長高了 11 公分呢！**

月經快要來了，家長可以：引導、鼓勵、分享

我想跟各位爸媽分享的是：別因為離初經還有一段時間而掉以輕心，也不要因為初經快要來了而緊張焦慮。因為，無論初經是不是快來了，要讓孩子健康成長，長得更高，該做的事情依然是那些：均衡飲食、規律運動、適度睡眠。

特別要再強調的是：從胸部發育開始算起，到初經來潮這段時間，是女孩身高的「身高衝刺期」，讓孩子多多運動，才能完全發揮長高基因的潛力！月經來與不來，的確很重要，但更重要的是，這段時間對孩子的陪伴。當孩子的胸部開始發育，其實是在提醒我們，該和孩子聊聊青春期與月經了，我們在這段時間的引導、鼓勵、分享的經驗，將會是最獨一無二的禮物！

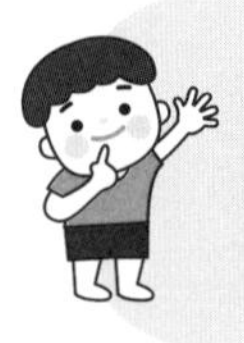

更令人擔心的 男孩性早熟

案例→ 8 歲的小哲剛升上二年級，個頭不高，座位被安排在教室的第一排。沒想到，升上三年級後，9 歲的小哲居然變成班上最高的了，一年之內，長高了 10 公分。小哲的爸爸很高興，小哲也很得意，小哲的媽媽更是鬆了一口氣，終於不用為了身高煩惱了。但是小哲的聲音最近越來越沙啞，似乎要變聲了。

「發育太快，不太對勁喔！」鄰居好心提醒。小哲媽媽本來不在意，但是想到小哲最近常抱怨眼睛看不清楚，走路也莫名奇妙撞到桌角，原本以為給醫生檢查一下就好了，沒想到，居然嚴重到要接受腦部攝影，可能還得接受手術！「不過就是太早發育嘛，女生早發育一般就是調整飲食、多運動，或是用藥物抑制，男生早發育怎麼會這麼嚴重？」小哲媽媽問。

男女性早熟，命運大不同

沒錯！男生太早進入青春期，原因恐怕沒那麼單純。危險性高、發生率低，是男孩性早熟的特性，其背後往往隱藏著讓人擔憂的疾病。無論男女，當性早熟發生了，最讓人擔心的，莫過於內分泌系統的中樞：腦部出了狀況！

女孩與男孩發生性早熟的比例約為 10：1。由於女孩性早熟較為常見，加上胸部的變化比較容易被注意到，多數人往往忽略了：男孩，也會性早熟！男生正常的發育時間是 9～14 歲，若在 9 歲之前就出現了第二性徵，例如：睪丸變大、陰莖成長、腋毛陰毛出現、變聲，就符合醫學上男孩性早熟的定義。

剛剛好醫師 小提醒！

腋下和會陰部的毛髮發育，也是第二性徵的表現。然而，並不是所有這些部位的毛髮，都與發育有關。我們體表有些小細毛屬於汗毛，與青春期發育無關。那麼要怎麼區分呢？只要觀察毛髮的粗細與蜷曲度，就可以做初步的判斷。

青春期時，經過性荷爾蒙刺激所生長的毛髮，會比體表的汗毛來得粗，且大多較為濃密、蜷曲。若只是在會陰和腋下發現稀稀疏疏細細短短的毛髮，則很有可能是汗毛，倒先不用太擔心。

頭痛看不清楚速就醫，不只救身高，更要救命

在門診，當遇到男生性早熟時，醫生絕對不敢「等閒視之」。「太早發育會不會讓孩子心裡有壓力？」「成長期太快結束會不會導致成年身材矮小？」全都不是男生性早熟的重點。因為男生性早熟大多是由疾病所引起的，最嚴重的狀況，是腦部的腫瘤影響到內分泌中樞「腦下垂體」，進而導致青春期提早。

腦下垂體是內分泌系統的大總管，它同時掌管其他的內分泌系統，例如：甲狀腺素的平衡、腎上腺激素與類固醇的分泌、生長激素的多寡，甚至是體內水分的恆定，一旦腦下垂體產生病灶，對孩子的影響是相當全面的。若未及時治療，腦下垂體功能不佳，可能導致內分泌失調，此外，如果腫瘤壓迫腦部其他結構，則可能發生生命危險。面對男生性早熟，醫生和家長要做的，不是救身高，而是要救命，因此，往往一開始就必須積極檢查。

若男生有了提早發育的跡象，又常常喊頭痛，頭痛的嚴重度和頻率高到會影響日常生活的程度（如：無法上學、無法參與體育活動），或是孩子因為看不清楚、看不到而常常撞到東西時，一定要盡快給兒童內分泌科醫師診治，才能在第一時間及時評估與診斷，確保孩子的安全！

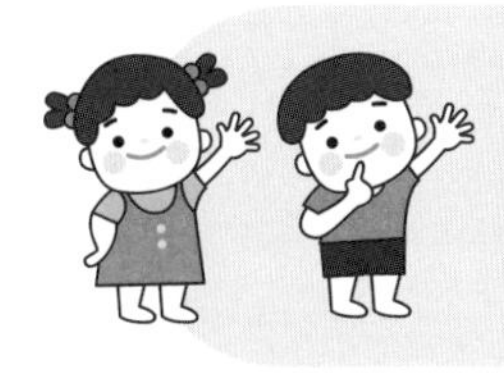

孩子早發育需要打針抑制有副作用嗎？

當孩子確診為中樞型性早熟，若孩子發育的年紀特別早、發育的步調特別快，加上預估的成年身高特別矮，以上三個性早熟的特徵全數符合時，就是要考慮使用藥物暫緩青春期的時機了。

這是兒童內分泌科醫師在決定性早熟孩子是否需要用藥的 3P 原則。符合這 3 個 P 的孩子，長高時間將會大幅減少，導致成年身高矮小，月經也將提早報到，和同儕相比，孩子因為發育過快而顯得與眾不同，團體生活也將遇到挑戰。

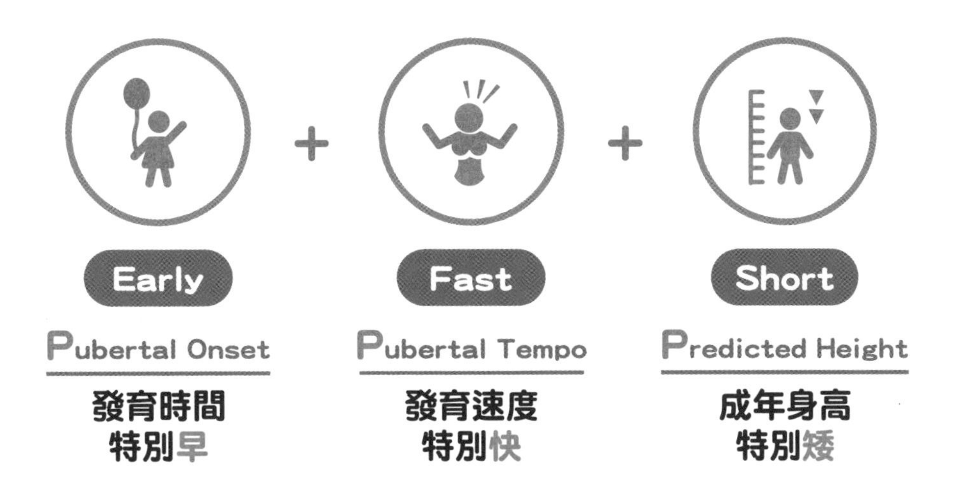

抑制青春期的針，作用是什麼？

醫學上，治療中樞型性早熟最有效的方式，是使用「性早熟抑制針」，家長間常以「抑制針」或「抑制骨齡針」來稱呼。實際上，這個針劑的正式名稱是性釋素類似物（GnRH analogue），使用之後，孩子的身體會回到「發育之前的狀態」，促進發育的雌激素與雄性素，都會被抑制。

體內過早出現的雌激素與雄性素，會讓骨骼成熟、骨齡迅速增加，減損孩子長高的潛力。當這些激素被藥物抑制，孩子就有更充足的時間長高。

可惜的是，這個性釋素類似物，只有針劑的類型，無法口服，在治療期間，必須每1個月或每 3 個月施打一次藥物，通常需持續用藥 2 ～ 3 年左右，對於孩子來說，心理壓力可謂不小。

身高TIPS

＞＞針劑是否有健保給付？

使用性釋素類似物治療中樞型性早熟，是有健保給付的！然而，給付條件相當嚴格，必須讓孩子在地區醫院以上的大醫院，由兒童內分泌科醫師診治，持續追蹤半年以上，同時，孩子的預估成年身高要比多數人矮很多，加上許多條件同時符合，再由專家審核後，才有可能給付。

健保給付標準

https://www.drgrowup.tw/2021/02/GnRHaNHI.html

使用性早熟抑制針是否有副作用？

至於爸媽最在意的是：藥物有沒有後遺症？副作用又有哪些？以下一一說明：

是否會造成不孕？

你可能會想，這個藥物會讓孩子停止發育，又會女孩月經暫停，那麼會不會讓孩子將來不孕？先放心吧！性釋素類似物（GnRH analogue）用於性早熟治療，已經超過 40 年，醫學研究顯示，接受性釋素類似物治療的孩子，在療程結束之後，身體內的青春期荷爾蒙（如：雌激素），都會恢復到青春期該有的狀態。以女生來說，停藥之後，月經會在 3 個月到 2 年間來報到，長大之後的生育能力與常人無異，孩子並不會因為使用了該藥物而不孕。

使用性釋素類似物，就如同我們平常看影片一樣，只是幫孩子的青春期按下了「暫停鍵」，一旦鬆手，青春期依然會繼續，影片中該發生情節，並不會因為按下暫停鍵而消失，該上演的橋段仍然會依序出現！

有些醫學研究甚至指出，使用性早熟抑制針延緩了青春期，反而有助於「保護」女孩的生育能力，減少將來不孕的機會。這是因為女孩卵巢中的卵泡數量有限，會隨著發育與年齡增加而消耗，早熟的女孩，提早開始消耗卵泡，往後懷孕的難度可能也會因此而增加。

是否會造成過敏與休克？

只要是食物、藥物這一類會進入人體，被人體吸收的東西，都有可能會造成「過敏反應」，輕則皮膚紅疹發癢，嚴重一點的則會呼吸困難，最嚴重的則會導致休克與意識喪失。

性早熟抑制針在引起過敏這件事的機率上，和其他藥物食物一樣，非常非常低，其風險一如孩子去接觸一個「先前完全沒有遇過」的藥物或食物一樣。不過，為了保險起見，在醫療院所注射完藥物後，還是等個 30 分鐘，確認沒有發生急性過敏反應再離開比較安全。

其餘需要注意的副作用

其餘需要注意的副作用包含：注射部位紅腫、骨質密度略為下降、用藥期間略胖，儘管這每一項看起來都有點讓人膽戰心驚，但卻不一定會發生。

以注射部位紅腫來說，只有少數孩子因為體質剛好跟藥物不對盤，在注射處產生了腫塊，這就得等藥物慢慢被身體吸收，而大約有5%的人其注射部位會化膿，產生一種叫做「無菌膿腫」的反應，這就需要及早回診與醫師討論後續的用藥計畫。

至於骨質密度下降與用藥期間體重較容易增加，都只是很輕微的變化，並不會因為使用了這個藥物而直接導致骨折，更不會因為藥物的關係，導致體重嚴重失控。

會抑制孩子成長嗎？

最讓爸媽納悶的，或許是「怎麼打了針，長高速度反而變慢了」，難不成這個針劑會抑制成長？

先別擔心，還記得嗎？性早熟抑制針是讓孩子的身體回到「發育之前的狀態」，也就是說，原本青春期一年長高 6 ～ 7 公分以上的狀況將會消失，孩子長高的速度，會回到發育之前原本一年長高 4 ～ 6 公分的狀態。這是藥物順利發揮其「抑制發育」的結果，絕不是藥物抑制了孩子長高的能力。

打針後會出現月經？

另一個會讓大家產生誤會的，則是有些女孩在打針後 2 週到 1 個月之間，會出現類似月經的會陰分泌物。爸媽會疑惑：「怎麼打了針，月經反而來了呢，是不是藥有問題？」這也是誤會一場，正是因為藥物抑制了體內的雌激素，成熟到一半的子宮內膜失去了雌激素的滋養，便因此剝落下來，成為孩子打針之後所出現的「假性月經」。通常這種狀況只會發生一次，之後由於雌激素持續被抑制，療程期間就不會再遇到月經了。

善用藥物，不要濫用藥物

性釋素類似物是一個安全的藥物，但並不是完全沒有風險，用藥前，務必要請醫護人員清楚說明相關的效益與風險。此外，這個藥物只能幫孩子爭取長高的時間，並沒有任何促進成長的作用，想依靠藥物就長高，是相當不切實際的想法。

重點！ **性早熟治療為期約 2 ～ 3 年，孩子想長高，還是得好好利用這爭取來的時間，均衡營養、適度運動、充足睡眠。**

最後，再強調一次，不是所有性早熟的孩子，都必須依靠打針來治療，每個孩子的狀況都不太一樣，需要動用藥物前，找一位讓人能充分信任的兒童內分泌科醫生，才能安穩的陪伴孩子，走過這趟克服性早熟的旅程！

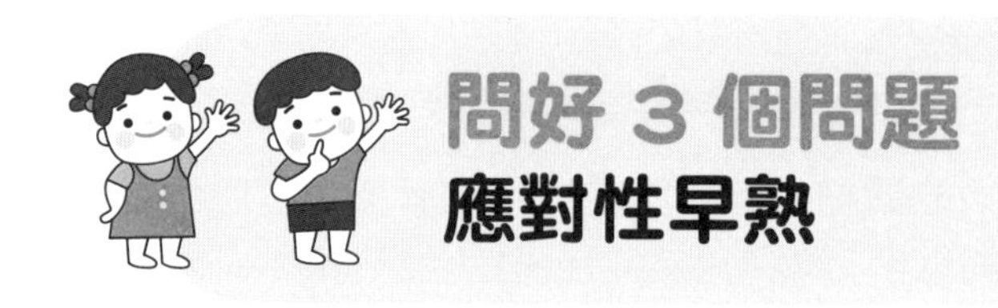

問好 3 個問題 應對性早熟

當孩子太早發育，大多數的爸媽是相當惶恐的。網路上性早熟的資料繁雜，一時之間難以消化。不過，實際上就醫時，爸媽要反覆跟醫生確認的，不外乎以下三大問題。

孩子性早熟，你該問醫師的 3 個問題

是否生病？
孩子發生性早熟是生病了嗎？

月經時機？
月經會不會提早報到？

成年身高？
孩子會不會長不到應有的身高？

重點 1 孩子性早熟，是生病了嗎？

請記住！大多數性早熟的孩子，只是「提早發育」，沒有生病，自然也就沒有什麼危及健康的大事！

多數孩子的性早熟是屬於原因不明的「特發性性早熟」（Idiopathic Precocious Puberty）。而「原因不明」，並不代表很嚴重。在醫療科技與檢查如此便捷的當代，若孩子真罹患了什麼嚴重的疾病，經過一系列檢查，多少會有些線索，如果一丁點線索都沒有，那麼，表示真正生病的機率很低。

★ 配合兒童內分泌科醫師檢查

真正因疾病導致的性早熟，有兩個特性，一是發育年紀特別早，例如：女孩 6 歲就開始發育，二是性別為男性，當男孩發生了性早熟，才比較有可能是疾病所致。

若孩子發生了性早熟，但又不屬於上述兩種情況，那麼就先過了第一關。接下來，爸媽需要做的，就是好好跟兒童內分泌科醫師配合。兒童內分泌科醫師會安排全面的檢查：血液檢查、超音波檢查、骨齡檢查等。有了充分的檢查，才能將疾病的風險降到最低。

當孩子確診為性早熟，你發現醫師安排了好多好多檢查，請別太操心了，很多時候，只是醫師要透過更客觀的科學數據，來確定沒有任何意料之外的病灶罷了。爸媽可以在追蹤的過程中，多跟醫師確認，孩子性早熟是疾病引起的機率有多大，如果醫師認為不需住院，不需進一步檢查，追蹤即可，那麼就先放心吧！

重點 2 提早發育，月經會不會提早報到？

月經對於女孩的成長是一個重要的里程碑，每隔一段時間會報到的生理期，多多少少會對孩子的校園生活與體育活動造成影響。

醫學上，確實有不少方法可以協助我們預估孩子初經的時機（請參閱 P. 131〈如何估算女孩初經的時機？初經來了還會再長高嗎？〉），然而，這些方法只是「通則」，統整多數孩子的經驗所得出的規則，不見得適用於每一個孩子。

所以，與其將焦點放在「月經到底什麼時候會來？」，不如換個方向應對：無論早晚，孩子都會遇到月經，不如就現在開始學吧！

生理期時該如何照顧自己？該注意那些事情？都需要一段時間學習，性早熟的孩子年紀小，不太可能一學就會，所以，我的建議是，只要發現孩子開始發育時，就要開始教了。可以用分享的心態，讓孩子了解生理用品的特性，例如：讓孩子將護墊拿在手上，感受一下護墊的觸感，在護墊上滴上幾滴水，讓孩子觀察護墊與水滴接觸後的變化，再慢慢延伸到，這些用品使用的部位、頻率，以及這些用品如何幫助自己。之後，再談及女生生理期來訪的注意事項。

重點！ **分享時有個小技巧，那就是「指令與建議越明確越好」，例如：每 3 小時就要更換一次衛生棉、褲子若沾到經血就要立刻更換、在學校遇到問題可以到保健室求助。**

此外，網路上有不少可供利用的專業資源，我特別推薦衛生福利部建置的〈青少年好漾館〉網站，網站內的文章含括了青春期的身體變化、月經時照顧自己的方法、跟孩子介紹青春期不尷尬的小技巧。

青少年好漾館

重點3 提早發育，孩子會不會長不到應有的身高？

其實，不只一篇醫學文獻告訴我們，大多數性早熟的孩子，只是發育時機提早，成年身高並不會受到影響。不過，要特別注意的是，當孩子開始發育，或發育步調加速時，所有不良生活習慣對身高的影響都會被「放大」，晚睡、少運動、體態肥胖的孩子更有可能長不高。

★ 慢速進展型的性早熟

在性早熟的孩子之中，大多數都是屬於「慢速進展型的性早熟」，發育時間比較早，但發育的速度卻是正常的。

以女孩的乳房發育為例，多數性早熟的女孩，即使有著乳暈下小硬塊這樣發育初期的徵兆，但要從乳暈下小硬塊，進展到乳房輪廓明顯可見的成熟狀態，還是需要好一段時間的，少則 1～2 年、多則 3～4 年，甚至有些孩子的乳暈小硬塊起伏不定，偶爾出現偶爾消失，在這樣的情況之下，醫師稱之為「慢速進展型性早熟」。

★ 快速進展型性早熟

真正會影響到身高與初經時機的，則是「快速進展型性早熟」，例如：女孩不到 8 歲，孩子就開始發育，加上乳房成熟的速度很快，迅速變大；或是 8 歲多第一次看醫生時，乳房已經成熟到有輪廓的程度。不過，好在上述這種第二性徵快速進展的狀況並不常見。即使孩子的性早熟是屬於快速進展型，只要定期回診追蹤，醫師都能在適當的時機即時用藥處理。

剛剛好醫師 小提醒！

若孩子確診是性早熟，每次回診追蹤時，可以用「是否有疾病跡象、初經何時會報到、將來身高是否會受到影響」這三大重點與醫師釐清孩子的現況。追蹤發育步調的頻率與用藥時機，就交給醫生來評估；家長要做的，就是定期帶孩子回診，同時，努力陪孩子一起養成早睡、運動、飲食均衡的好習慣，從生活習慣上來保護好孩子長高的潛力！

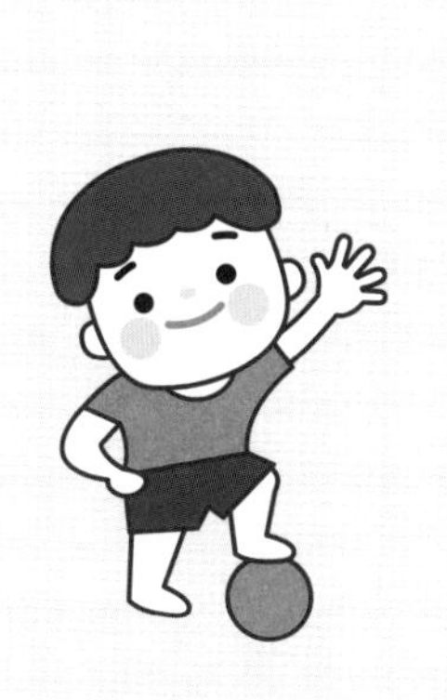

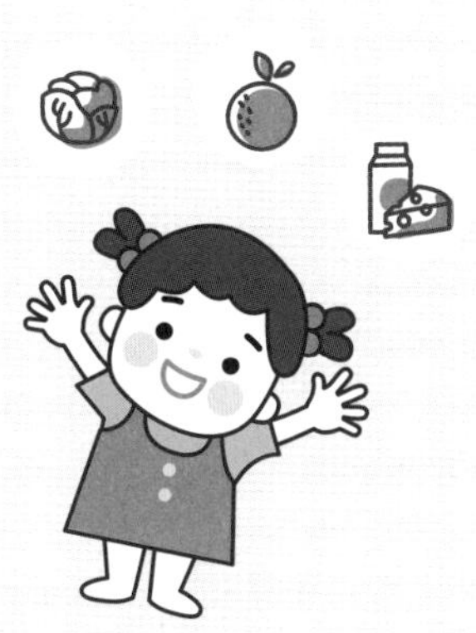

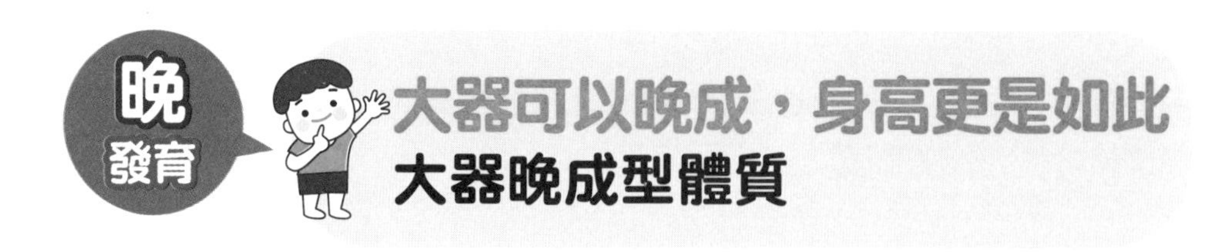

面對孩子的身高，爸爸大概是世界上最老神在在的一種生物了！當孩子的身高在同儕中盡陪末座，孩子的爸，甚至會從口中迸出這麼幾句：「哎呀，遺傳啦！我小時侯也這樣呀！」「開始發育就會長高了啦！」

孩子偏矮，真的可以用「遺傳」解釋嗎？有句話說，「小時候矮，不是真的矮」這句話是真的嗎？雖然孩子的爸這副態度讓人又氣又無奈，但爸爸說的，有很大的機率是對的喔！

什麼是大器晚成型體質？家長如何自行判斷呢？

醫師們的確有觀察到，有不少人，小時候矮，發育時才抽高，在醫學上，這叫做「大器晚成」型體質！

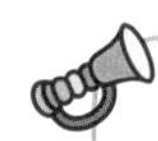

案例→ 身高大器晚成型孩子的成長過程

孩子出生時沒有早產、沒有體重過輕，身高體重都在平均值，在成長的過程中，生長曲線慢慢往下掉，身高百分位在 2 到 3 歲時來到低點。在這之後，孩子的身高便沿著 3 ～ 5%的生長曲線，跟著生長曲線的軌跡成長。大器晚成型的孩子，其發育也比同儕來得晚上許多，當孩子同班同學都已經進入身高衝刺期時，孩子的身高仍不見起色。

不過，這一段身高在低標徘徊的日子，彷彿黎明之前的深夜，就在孩子的同儕進入身高成長的尾聲時……孩子，開始發育了！此時，孩子的身高迅速增加，儘管周遭同學早就進入身高停滯期，孩子仍繼續長高，最終長到了平均的高度。

上述的案例，就是大器晚成型孩子典型的成長歷程，也是老一輩口中的「小時候矮，不是真的矮」，孩子不是不長，只是時候未到。這個大器晚成型體質，在醫學上的專有名詞較為拗口，稱做「體質性生長遲緩（Constitutional Delay of Growth and Puberty）」，言外之意就是：一切都體質造成的，並不是什麼疾病。

★ 大器晚成，會有很明確家族史

要怎麼確認孩子是不是大器晚成型體質呢？很簡單，問問孩子的爸就行了！如果爸爸在小學階段，在教室內的座位都被安排在前排，小學畢業時身高不高，一直到上了國高中，某個「比別人晚的時間點」才開始發育，身高突飛猛進，超過了許多原本比自己高的同學，當同學都不長高了，爸爸還繼續長，那麼孩子就很有可能也遺傳到這樣的體質。

大器晚成型的孩子，往往會有很明確的家族史，上述的成長歷程，不僅限於爸爸，孩子的叔叔、舅舅、爺爺、外公，如果其中也有人有這樣的成長經驗，那麼孩子目前偏矮的身高，很有可能只是他依循著「家族體質」的結果。此外，媽媽的體質也會影響孩子，如果媽媽的初經來得特別晚，也是一種大器晚成型體質的表現。

剛剛好醫師 小提醒！

除了家族成員主觀的回憶和成長歷程之外，在客觀的檢驗上，大器晚成的孩子其骨齡往往會比年齡來得慢，而骨齡是身體真正的「生理年齡」，骨齡越慢，孩子要發育成熟的時間也越長，正符合大器晚成體質孩子「身高偏矮但成長期長，別人都不長高了孩子還繼續長」這樣的特性。

孩子體質大器晚成，該如何應對？

大器晚成的孩子在成長過程中，的確過得比較很辛苦。不僅在小學階段比別人矮，在國高中階段，當同儕開始進入生長衝刺期時，孩子因為發育慢，身高與同儕的差距將會越來越大，那種看著其他人越長越高，自己孩子的身高持續被「海放」焦慮，真的很不好受。

然而，大器晚成的孩子，遲早會長到應有的高度，如果只著眼於成長過程中略遜一籌的身高，忽略了內在自信的培養，那就太可惜了！這段時間，不如將焦點從身高上暫時移開，從其他方面來加強孩子的自信吧！多陪伴孩子，找出孩子擅長的領域，協助孩子好好鑽研、發展；與其著眼於孩子平庸的身高，不如走進孩子的內心，陪他一起喚醒內心那位沉睡的巨人！

★ 父母讓自己安心的方法

有沒有任何檢查可以「確定」孩子就是大器晚成型的體質呢？很可惜，目前沒有任何檢查，可以百分之百確定這件事情。要能確切判斷孩子是否屬於「體質性生長遲緩」，只能事後諸葛，等孩子長大了，回顧孩子的成長歷程之後，才能確立診斷。

「唉唷，醫生，假如孩子矮不是因為大器晚成型體質，而是真的生病了！我們一直等、等、等，觀察、觀察、再觀察，會不會錯過黃金治療期？」別忘了，面對孩子成長發育的問題，我們手邊有一份既簡單又有力的工具：生長曲線圖！右頁的兩種狀況，都表示孩子「長高的能力」是沒問題的。

所以，只要孩子的生長曲線沒有出現異狀，剩下的呢，就是耐心等待了！大器晚成型的孩子其生長曲線既不會「脫離軌道」，也不會離標準「漸行漸遠」，大多時候的身高排序，會在第 5 百分位左右，青春期之前，一年也會穩定的長高 4 ～ 6 公分左右。

偏矮的孩子

只要生長曲線沒有落到第 3 百分位之下，且沒有與第 3 百分位「漸行漸遠」就暫時不用煩惱。

身材中等的孩子

身高百分位沒有「脫離軌道」，身高排名沒有在短時間內劇烈下降，就不用擔心是否有影響身高成長的疾病。

★ 相信自己，相信孩子

每個孩子的成長過程都是獨一無二的，有些孩子早發育，成長期很快就完成；有些晚發育，抽高的時間晚但成長期很長。大器晚成型體質，是一種正常的狀況，若爸媽跟周遭的朋友、親戚稍加打聽，一定會發現有這種體質的孩子還真不少呀！請對孩子有信心，絕大多數身材偏矮的孩子，只是反映了自身的遺傳體質，並不是有什麼疾病在作亂，自然而然也不用擔心會不會「錯過」什麼黃金治療期，就暫且放下對身高的無限焦慮吧！

剛剛好醫師 小提醒！

即使在成長的過程中，大器晚成的孩子會不斷地意識到自己總是矮人一截，自信心受到動搖，但是呢，爸媽及早認清孩子「暫時的弱項」，早早就嘗試從其他方面來增加孩子的自信，會不會也是一種更深刻的學習呢？

「醫生啊，是沒錯啦，你說的這些，我們新一代的父母都懂，但是，如果家裡的長輩一直惦記著孩子的身高，那該怎麼辦？」我想，就這麼說吧：「爸爸小時候也是這樣呀！」

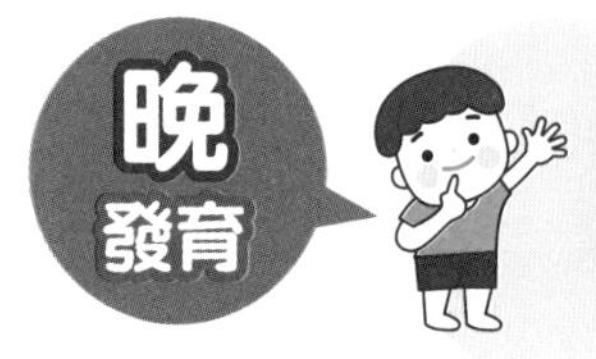

青春期遲到了！孩子晚發育，當心性晚熟

近年來，多數爸媽擔心孩子太早發育、成長期提早結束而長不高，性早熟成了家長避之唯恐不及的煩惱，那麼太晚發育，是不是也有問題呢？是的，太晚發育，也該提高警覺！

發育太晚

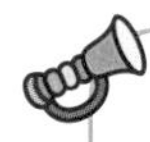

案例→ 男孩 17 歲還未變聲

我曾經在門診遇到一位男孩，一直到了 17 歲都還沒有第二性徵。起初，爸媽以為孩子只是發育比較慢，而後工作忙碌，孩子學業也忙，就沒特別注意這回事，沒想到，一直到孩子即將上大學，父母才驚覺，孩子怎麼都還沒有變聲？不只沒有變聲，睪丸也沒有變大、喉結也沒有長，所有的第二性徵都還停留在小男孩的狀態，父母驚覺不對勁，才帶孩子來求診。

結論→ 最後孩子被診斷為「性晚熟」，得住院評估與治療。

儘管有不少晚發育的孩子是屬於「大器晚成」型體質，但是，無論發育步調再怎麼晚，醫學上也還是有個容許的極限，與其消極等待，不如盡早確認是否符合性晚熟的診斷，及早診斷，及早處理。

從年紀評估孩子是否為性晚熟

年齡是判斷孩子性早熟與性晚熟的金科玉律。女孩的發育時機是 8 ～ 13 歲，男孩的發育時機是 9 ～ 14 歲，多數孩子會在上述年齡的區間進入發育期，如果女生 13 歲、男生 14 歲，乳房或睪丸還沒有任何變化，那就是性晚熟了（請參閱 P. 118〈跟著做，輕鬆檢查孩子的第二性徵〉）。

除此之外，若孩子對於乳房和睪丸檢查感到害羞，爸媽也可以從初經與變聲兩個特徵著手，如果女孩一直到 15 歲都還沒有月經，又或者是男孩到 15.5 歲仍沒有變聲，也可能是性晚熟的症狀，建議讓醫師評估。

- 滿 13 歲乳房還沒有任何變化
- 15 歲都還沒有月經

- 滿 14 歲睪丸還沒有任何變化
- 15.5 歲仍沒有變聲

易被忽略的性晚熟

相較於性早熟，性晚熟更容易被忽略，特別是在孩子發育步調普遍提早的當代，性晚熟顯得更加不尋常。在兒童內分泌科的觀點中，性晚熟是比性早熟更需要小心謹慎的狀況。面對性晚熟的孩子，醫師會如偵探一般，從卵巢、睪丸開始抽絲剝繭，一路追查到腦袋之內的下視丘與腦下垂體。

前面的篇章提到：青春期的啟動如同汽車運轉，腦部的「下視丘、腦下垂體」就像是汽車的駕駛與引擎。某些基因與染色體的異常，會讓下視丘遲遲不願意轉動車鑰匙啟動青春期，而腦部腫瘤則會造成引擎室被占據，使得腦下垂體這台引擎無法順利運轉。無論是基因異常或是腦袋內部的病灶，狀況都比性早熟還要來得更為複雜，甚至會影響孩子將來的生育能力。

假如孩子不幸發生了性晚熟，我們就要協助醫師一起找出晚熟的原因。找醫生之前，可以先問問看孩子是不是有嗅覺異常，聞不太到咖啡或香水的味道？在學習上，是不是常跟不上同儕？孩子過去是否曾因為癌症做過化學治療或放射線治療？

嗅覺異常與學習問題往往暗示著染色體與基因疾患，針對癌症的治療也有可能影響到孩子的卵巢或睪丸功能，導致孩子無法順利發育。

性晚熟？還是大器晚成？別等了，讓專家來評估

性晚熟和大器晚成型體質不容易區別，正因為性晚熟是比較複雜的狀況，若爸媽感覺孩子發育有點太晚了，考量醫生安排檢查來找出讓孩子晚發育的罪魁禍首需要一段時間，我建議，若女孩在 12.5 歲，乳房仍沒有任何發育的跡象，又或者男孩到了 13.5 歲，睪丸仍沒有變大，就應該找兒童內分泌科醫師評估，擬定追蹤與診斷計畫。

第4章

孩子的體重危機：肥胖不利長高，瘦小也成隱憂！

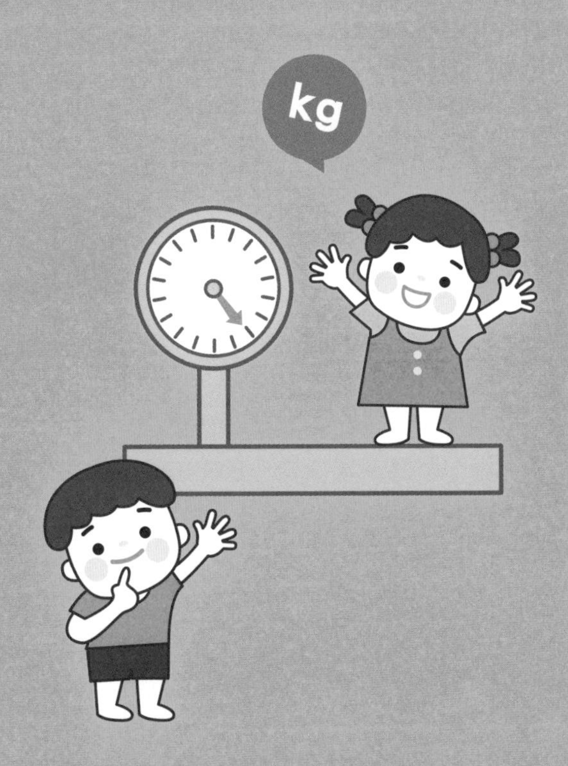

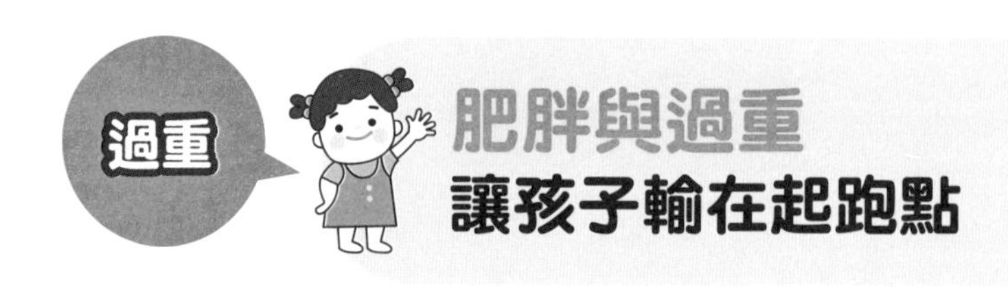

孩子成長的過程中，爸媽無不希望孩子能贏在起跑點。但你知道嗎？有將近 1／4 的孩子，在比賽還沒開始前，就已經輸在起跑線上了！

據統計，台灣每 4 個孩子，就有 1 個孩子過重或肥胖，而這些孩子有極高的機率，成年之後，將會成為肥胖的大人，也會比一般人更早面對健康檢查報告上的紅字，高血壓、高血脂、糖尿病等各種慢性病也將隨之來。

胖與瘦，不是靠感覺，更不只看體重

在兒童成長發育的過程中，肥胖，就是最多孩子不小心跨越的紅線。那麼，這條「紅線」又是怎麼來的呢？體重超標到怎樣的程度才叫做肥胖呢？

★ 成人 BMI 計算方式

我們都很清楚：越高的人，體重也越重，所以判斷一個人是否肥胖，也需要將「身高」這個因素考慮進去，在成年人身上，高個子和身高中等的人，適用的體重標準也不一樣。考量到身高變動對於體重的影響，在辨別一個成年人是否肥胖時，使用的是「身體質量指數（BMI）」。

BMI計算方式

$$BMI = \frac{\text{體重（公斤）}}{\text{身高}^2\text{（公尺）}}$$

肥胖

BMI ≧ 27 (kg / m^2)

過重

BMI ≧ 24 (kg / m^2)

醫學上，之所以要如此定義出「過重」與「肥胖」，是因為符合這些條件的人，罹患糖尿病、心血管疾病、癌症的風險高出一般人，甚至連死亡率也比較高，也就是說，一旦 BMI 超標，就是將自己置入三高與死亡的雷區。

成年人肥胖與過輕定義

體重定義	身體質量指數（BMI）（kg／m^2）
體重過輕	BMI < 18.5
健康體位	18.5 ≦ BMI < 24
體位異常	過重 24 ≦ BMI < 27
	輕度肥胖 27 ≦ BMI < 30
	中度肥胖 30 ≦ BMI < 35
	重度肥胖 BMI ≧ 35

★ 判斷兒童是否過重與肥胖

使用 BMI 來定義過重與肥胖，這個方法同樣適用於兒童身上。只不過，兒童和成年人有個最大的差別，那就是：「兒童會持續長高。」

當身高和體重都處於一個動態變化的過程中，加上同一時間點，每個孩子的成長發育步調略有差異，所以，兒童過重與肥胖的 BMI 定義不是一個固定的數值，而是要對照圖表，以大多數孩子在該年紀的胖瘦程度去比較。

定義

要確認孩子是否肥胖，用的是「BMI 百分位」：即和同年齡同性別的孩子去比較 BMI 的排序。如果孩子的 BMI 超過 85 百分位，則表示隨機選取 100 個同年齡同性別的對象來比較時，孩子比 85 個人還胖，這樣的體態被定義為「過重」，倘若孩子的 BMI 超過 95 百分位，則被定義為「肥胖」。

「既要計算 BMI，還要再對照表格，太麻煩了吧！」沒錯，也正因為這個過程如此繁瑣，所以國中國小每學期健康檢查時，保健室的校園護理師就會幫忙計算和分析了！爸媽不妨回想一下，孩子每學期從學校帶回來的「身高體重測量結果通知單」上，是否出現了體重過重或體重肥胖的提醒？

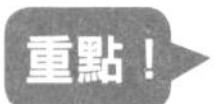

肥胖對孩子的健康有許多負面影響，所以每學期初學校健康檢查完成後，爸媽請不要忽視學校健檢通知單的小叮嚀，務必關心一下孩子的體態。

輸入孩子身高體重
立即得知孩子胖瘦

兒童及青少年版 BMI 計算機
https://km.hpa.gov.tw/ChildBMI/ChildBMI.aspx

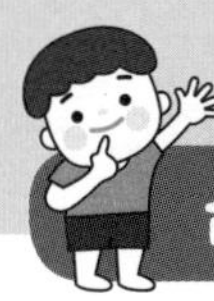

台灣男生 BMI 曲線圖

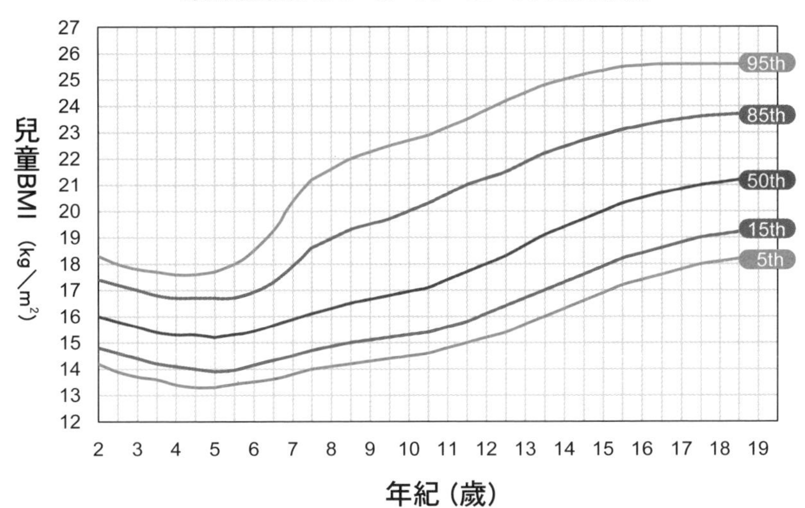

台灣女生 BMI 曲線圖

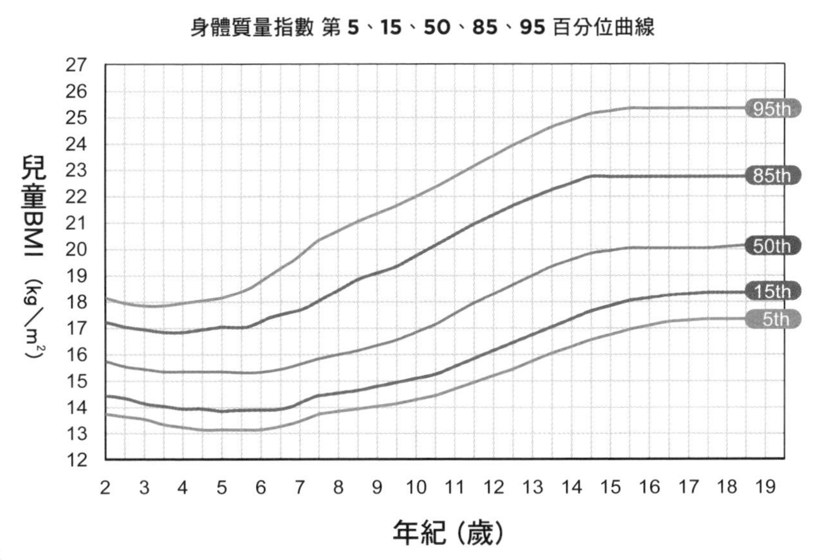

胖小孩＝3大慢性疾病候選人

如果把慢性疾病擬人化，他大概會是一個相當好客的主人，不僅喜歡大人，也喜歡小孩，而且他還特地幫胖小孩準備了下面 3 間主題房：

胖小孩專屬的 3 間主題房

糖尿病快樂屋	脂肪肝房	睡眠呼吸中止症房
充滿糖果／零食	炸雞／薯條吃到飽	徹夜狂歡睡睡醒醒

重點！ **當孩子肥胖，糖尿病、脂肪肝、睡眠呼吸中止症，這類原本只會發生在中老年人身上的慢性疾病，就會提早找上門！**

★ 風險 1 〉〉第 2 型糖尿病

根據研究，肥胖兒童罹患第 2 型糖尿病的風險較一般兒童高出 18.8 倍，非常驚人。所謂糖尿病，就是尿裡出現不正常的糖分。而尿中的糖分從哪裡來呢？當然就是從血液中來的，因為血糖太高，超過身體處理的負荷，才會從尿液排出。

我們可以想像，糖尿病的孩子，身體的器官與組織彷彿都泡在糖水裡，就像蜜餞一樣被「醃漬」著，最終的結果就是眼睛壞掉、腎臟壞掉、末梢感覺神經缺損。相較於一般典型糖尿病患在中老年才會遇到併發症，胖小孩可能在青壯年就提早承受糖尿病帶來的苦果。

糖尿病併發症

不良生活型態

缺乏運動

高油、高熱量飲食
（糖果零食、炸雞薯條）

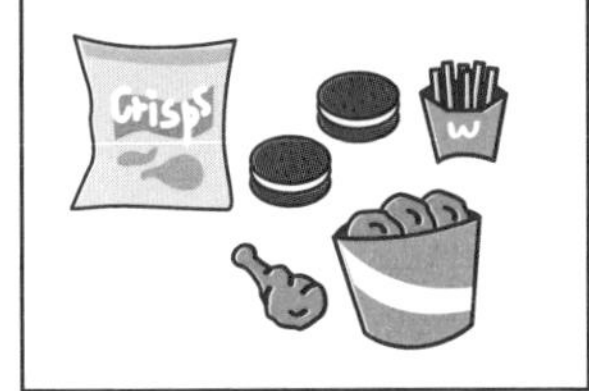

→

身體泡在糖水裡

眼睛
視網膜產生病變

腎臟
排除身體廢物的功能變差

指尖的末梢神經
神經病變，觸覺／感覺遲鈍

→

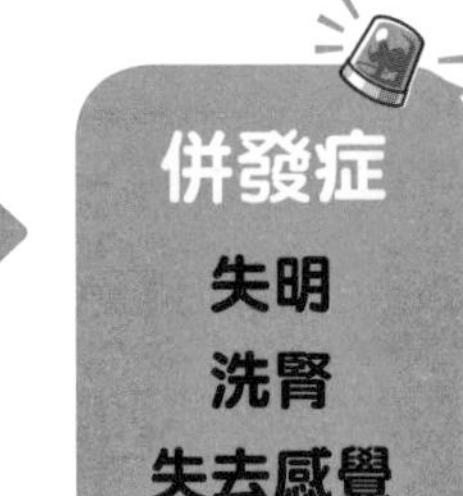

★ 風險 2 〉〉 脂肪肝

另一個常被忽略的，則是肥胖兒童的脂肪肝。研究發現，胖小孩有更高的機率罹患脂肪肝，依照美國的統計資料，脂肪肝不僅是兒童最常見的肝臟疾病，更是成年人需要換肝的重要因素。當肝臟細胞充滿了脂肪，肝臟呈現「空洞狀」，引起慢性發炎，這種情況很有可能進一步導致肝硬化，甚至演變為肝細胞癌。

★ 風險 3 〉〉 阻塞性睡眠呼吸中止症

影響最全面的，則是阻塞性睡眠呼吸中止症。這是一種因為呼吸道狹窄、換氣不順導致睡眠易被中斷的疾病。若孩子睡覺時，常發出又大又連續的鼾聲，又或是發出不正常的鼻音，睡眠斷斷續續，那麼就有可能罹患了睡眠呼吸中止症。

我們之所以能順利呼吸，是靠著胸部肌肉帶動肺部，使得肺部擴張，讓氣流通過呼吸道進入身體。

一般小孩

睡眠時，神經肌肉張力略為放鬆，依然可以維持氣流順利進出肺部。

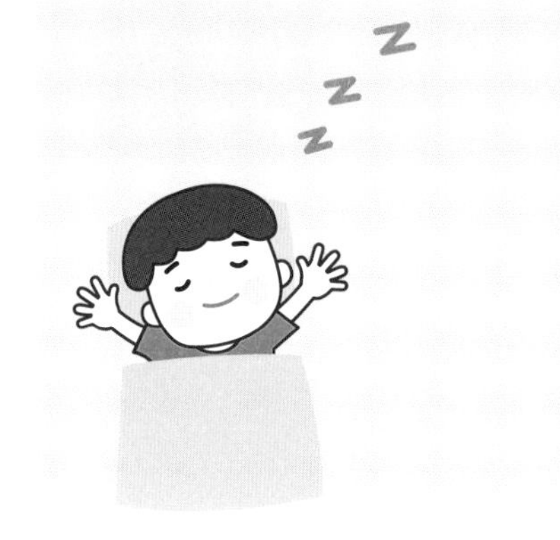

胖小孩

因為體積大，胸部肌肉帶動肺部所花費的力氣也比較大，身體在睡眠時，便無法只動用少少的力氣來順利換氣，加上睡覺時，喉嚨周邊的肌肉略為放鬆，呼吸道也會比較窄，因而易造成呼吸困難，使得大腦不得不把身體「叫醒」好好處理呼吸這件事，如此一來，原本平穩的睡眠就被打斷了。

研究顯示，BMI 越高的孩子，得到睡眠呼吸中止症的風險也越高。文獻更指出，將近一半以上的肥胖兒童，都患有睡眠呼吸中止症，在夜間經歷著這種睡睡醒醒的過程。該睡覺時睡不好，身體和精神沒充飽電，認知功能與活動力下降，在學校容易打瞌睡，注意力不集中，而夜晚斷斷續續的睡眠也中斷了夜間生長激素的分泌，成為孩子長高上的阻礙。

更讓人憂心的是，睡眠品質及時數與肥胖也有關，睡不好、睡不夠的孩子，更容易變胖，落入「因肥胖而睡不好，又因睡不好導致更容易胖下去」的惡性循環中。

既然肥胖對孩子的健康有如此多的負面影響，我們更應該注意每學期孩子從學校帶回的健檢通知單，一旦孩子的 BMI 落入「過重」或「肥胖」的範圍，也就代表著，不斷增加的體重已經將孩子推入糖尿病、脂肪肝與睡眠呼吸中止症的火坑。請爸媽睜大眼睛留意一下孩子的體態吧！

過重

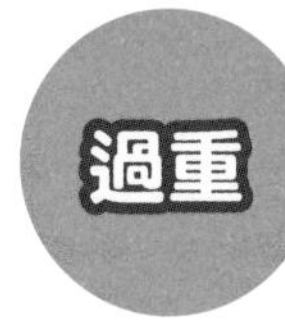

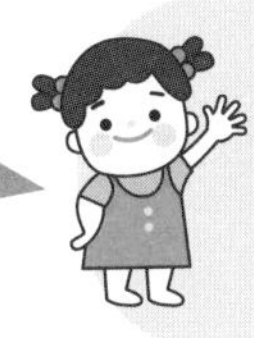

肥胖 讓孩子的發育令人措手不及

「小時候胖不是胖」「白白胖胖的，將來才有本錢長高！」你一定也聽過這樣的說法，然而，數據顯示，肥胖就是長高最大的敵人；更讓人遺憾的是，小時候胖胖的小孩，長大之後依然會是個胖子。爸媽心中的美好期盼：小時候胖，長大了就會抽高只是個幻想，正確來說應該是：小時候胖，長大了反而會抽不高。

肥胖對孩子的身高造成傷害

事實上，體重計上的數字超標越多，對於身高的扣分也越多，肥胖對孩子身高造成的傷害主要有以下 3 點：

肥胖對兒童生長發育的 3 大影響

青春期
該抽高
卻抽不高
發育時間
提早
讓人措手不及

骨齡超前
生長期
提早結束

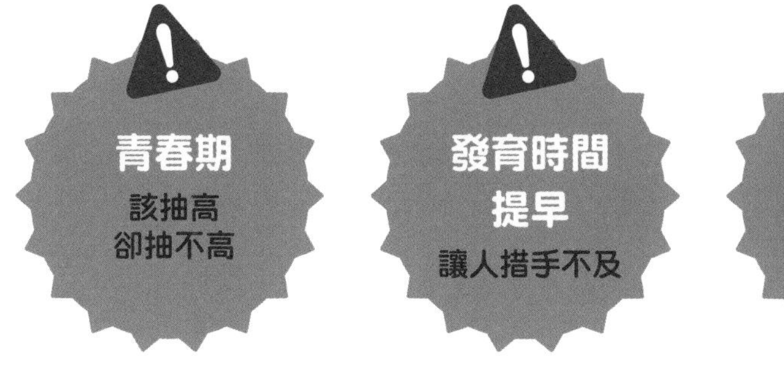

★影響 1 〉〉青春期該抽高卻抽不高〉〉小時胖越快，大時長越慢

許多人以為：在青春期之前將孩子養得胖胖的，累積足夠的營養，等到青春期孩子就會利用身體累積起來的養分，迅速抽高，這樣天真的想像，已經被科學的統計數據打破了。事實證明，青春期之前過重和肥胖的孩子，在青春期時，反而不容易抽高！以華人為研究對象的文獻更發現，相較於體態正常的孩子，肥胖的孩子在身高衝刺期，每年平均少長 1.6 ～ 1.8 公分。

研究也發現，生長激素在肥胖的族群身上，比一般人來得低上許多。經過統計，體態肥胖的大人，整天身體分泌的生長激素，平均比體態適中的人少上 50%，想想看，若肥胖的狀況發生在孩子身上，豈不是讓長高的能力打對折？

我們都知道運動可以刺激身體分泌生長激素，但雪上加霜的是，肥胖的孩子在運動時分泌的生長激素比一般的孩子來得少。研究發現，有將近 7 成的肥胖孩童，無法發揮父母長高基因的潛力，長不到父母給予的遺傳身高，而且肥胖也會讓某些孩子最後長得比較矮，尤其以女孩最容易受到影響。

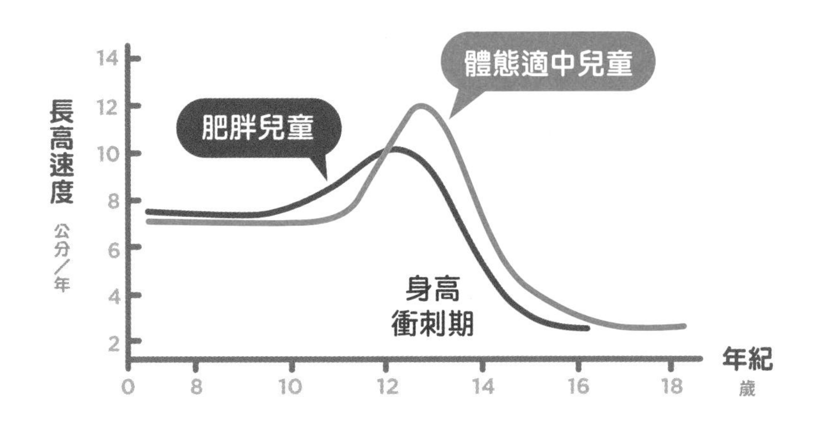

★ 影響 2 〉〉發育時間提早，讓人措手不及 〉〉贏在起跑線，輸在終點前

是什麼原因讓當代的孩子發育期提早了呢？最有可能的原因就是肥胖！我在門診中，遇到不少 10 歲左右就來月經的孩子，她們幾乎都有一個共通點，那就是：肥胖與體脂超標。肥胖在兩個層面上，會對孩子的發育造成嚴重的影響：

還沒發育的孩子

肥胖讓孩子提早發育。

已發育的孩子

肥胖加速孩子的發育步調，讓月經提早報到。

一旦孩子胖起來，就等於是跨入「性早熟長不高」的雷區，尤其是女孩，這是因為肥胖的孩子身體脂肪多，膽固醇也多，而促使乳房發育月經來潮的女性荷爾蒙，其原料正是膽固醇！當原料過量，身體彷彿就成為青春期的火藥庫，一旦「發育」這條引線被點燃，火藥庫爆炸，青春期便猝不及防的開始了。

肥胖和性早熟的孩子因為發育得早，往往比同年齡的孩子還要高，不過，這暫時領先的狀況持續不了多久，若肥胖的孩子迅速發育，成長期提早結束，將會使得孩子成年身材矮小。

★ 影響 3 〉〉骨齡超前生長期提早結束 〉〉肥胖將骨齡快速推向終點

骨齡關乎著孩子仍有多少成長時間，骨齡越大代表孩子的身高成長離終點越近，而肥胖，則是讓孩子骨齡迅速增加的主要因素，將孩子的成長進度迅速推往終點。

肥胖的孩子往往比同儕來得高，但這「高」，其實只是一場假象。當胖小孩跟同年齡的孩子比較時，身高往往不差；但是，實際上，在比較孩子的身高時，應該以骨齡來校正，以骨齡來決定孩子身高比較的基準。

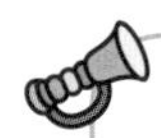

舉例→ 8 歲的孩子，擁有 10 歲骨齡

當一個 8 歲的孩子，因為肥胖而擁有 10 歲的骨齡，那麼，這個孩子的身高應該跟「實際年紀 10 歲的孩子」比較。用 10 歲的身高，跟 8 歲的同儕比較，想也知道不會輸人，但跟「實際年紀 10 歲的孩子」比較時，身高卻不見得會高到哪裡去。

結論→ 不用特別羨慕別人家的孩子，養得又胖又高，不見得是好事。胖小孩的命運往往是這樣的：身體發育前，骨齡已超前，成長期比別人短；青春期開始後，發育步調特別快，已經超前的骨齡因發育而迅速增加，將原本所剩無幾的成長期迅速走完。胖小孩看似比同齡孩子高，但實際上，他們的成長潛力已經被提前消耗，未來的長高機會反而減少了。

肥胖，成長發育的警報器

對孩子而言，有一輩子的時間可以好好去處理肥胖、調整體態，然而，身高的成長卻只有那麼一次，錯過了就不會重來。醫學研究數據顯示，兒童時期的肥胖會對成長造成不可挽回的後果。然而，真正阻擋在成長路上的大魔王，卻不只是肥胖本身。

肥胖反映的是孩子高油高糖的飲食習慣、運動不足的生活型態。唯有從生活型態與飲食著手，才能徹底根除肥胖對成長帶來的負面影響。所以，別以為單純減重就能解決問題，真正的挑戰在於徹底改變不健康的生活方式，才能帶孩子遠離肥胖與長不高的雷區！

過重

家有胖小孩 爸媽該怎麼做？

家有胖小孩，看著孩子「穩如泰山」的身形和體重，要順利「鏟肉」還真的是一件大工程，一想到就頭痛。羅馬不是一天造成的，要順利控制體重，還得一點一點來，畢竟要對抗的不是肥胖，而是導致肥胖的生活習慣，要一下就改變，可謂天方夜譚。因此，我們就一定要從最容易、效益也最高的部分開始執行！

從吃著手，為孩童減重

體重控制的不二法門，不外乎少吃多動，減少進入身體的熱量，增加消耗的熱量，爸媽一定知道這個道理。在「少吃多動」之中，多動往往比較困難，因為必須「額外」挪出一些時間「主動」安排身體活動，得花上一些力氣與毅力。

而「吃」則是每日必經之路，每天我們都會「被動」的遇到食物的選擇，一天下來會遇到三次，如果每次都能做出正確的選擇，就能讓胖小孩漸漸恢復到正常的體態，所以，面對孩子超標的體重，讓我們從「吃」著手，配合以下 3 大技巧，就可以大幅增加減重的成功率。

孩童減重 3 技巧

每天
量體重
持續監測

知道
怎麼吃
吃對比例

找到
好夥伴
選對食物

原則 1 每天量體重：藉由測量了解進步的幅度

你相信嗎，光是養成每天量體重的習慣，就能順利變瘦！管理學大師彼得 · 杜拉克（Peter F.Drucker）曾說過，「你無法管理你未測量的事物」，因此，努力想要改善的習慣，都必須藉由測量來了解進步的幅度，陪孩子成功控制體重也是如此，最重要的第一步就是「量體重」。

別小看量體重這件事，光是讓體重計上的數字每天呈現在眼前，就足以喚醒我們對體重的意識，更能強化接下來的減重大計。針對成人進行的研究發現：量體重頻率高的人，經過了一年後，減去了 4 公斤，而比較少量體重的人，只減去了 1 公斤左右，也就是說，常常量體重的人，減重的效率是其他人的 4 倍。專家還發現，這些量體重頻率比較低的人，更常攝取高油脂食物，也比較容易暴飲暴食。可想而知，想控制體重，卻又不量體重，更不容易意識到自身飲食行為在體重上產生的後果。

如果光以體重計上的數字來論減重的成敗，我會說，胖小孩的減重，比大人來得容易，只要孩子能夠「維持」住體重，不要繼續增加，就是成功的減重了！因為孩子會持續成長，當身高持續增加而體重不變，身材也就變瘦了！這就是和成人減重最大的差異之處。

更重要的是，相較於大人，孩子的身體無時無刻都在成長發育，冒然減輕體重，就怕也減去了成長發育所需的營養。所以，除非孩子的體態已經超越頂標，不然，千萬不要讓孩子落入減體重的迷思。

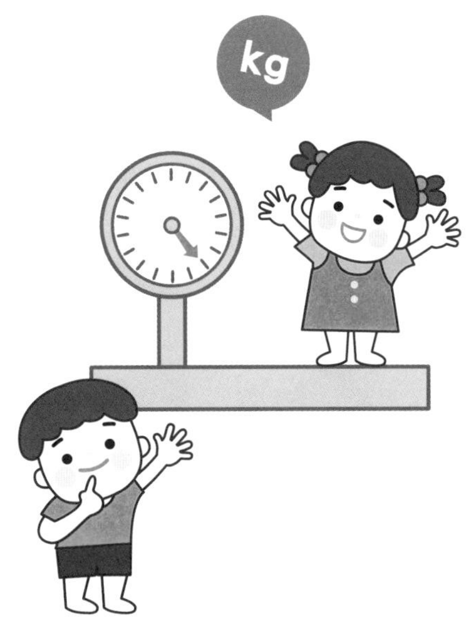

2～18 歲過重與肥胖兒童青少年減重建議
（美國兒科醫學會專家建議）

年齡	基本策略	進階目標
2～5 歲	推持目前體重或減緩體重增加速度	每月減重不超過 0.5kg
6～11 歲	維持目前體重或漸進減重	每月減重不超過 0.5kg
12～18 歲	維持目前體重或漸進減重	每週減重不超過 1kg

原則 2 知道怎麼吃：越吃越瘦的方法

許多孩子光是聽到要「少吃」兩個字，飢餓感就已經浮上心頭了，但實際上，只要吃對比例，體態也會逐漸步上常軌。少吃並不代表要將份量減少，而是要拿捏對的比例，只要比例吃對，不用餓肚子也能瘦。

關於兒童飲食的黃金比例，其實學校也有相關課程在傳達正確的飲食觀念，只是平常準備食物的還是大人，孩子學了飲食比例，往往沒有機會參與食物的製備，自然就沒有辦法將合適的飲食比例落實到生活中。

兒童飲食的黃金比例即「我的餐盤」，這是國健署依照每日飲食指南將六大類食物視覺化的比例圖像，當我在門診向孩子提到「我的餐盤」，可是有不少孩子能夠朗朗上口的背出餐盤口訣呢！就算我們偶爾會忘記口訣，也只要記得，每餐飯、菜、肉、水果的份量，大致都以一個拳頭的份量（孩子自己的拳頭）來準備即可。

我的餐盤

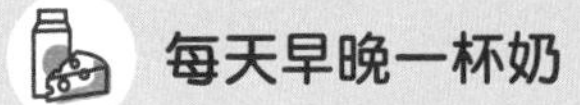

每天早晚一杯奶

每餐水果拳頭大

菜比水果多一點

飯跟蔬菜一樣多

豆魚蛋肉一掌心

堅果種子一茶匙

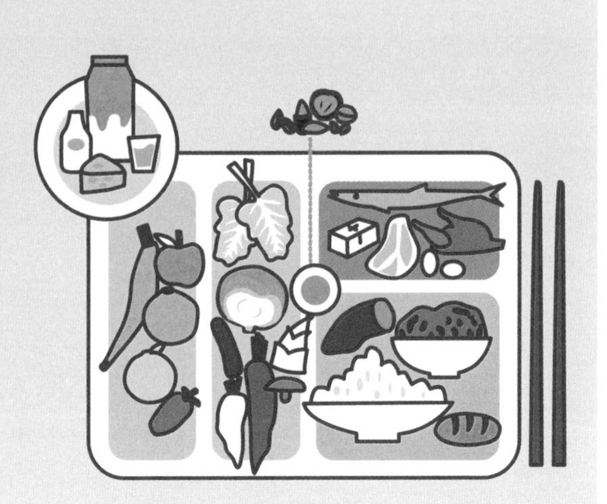

畫出你今天的餐盤

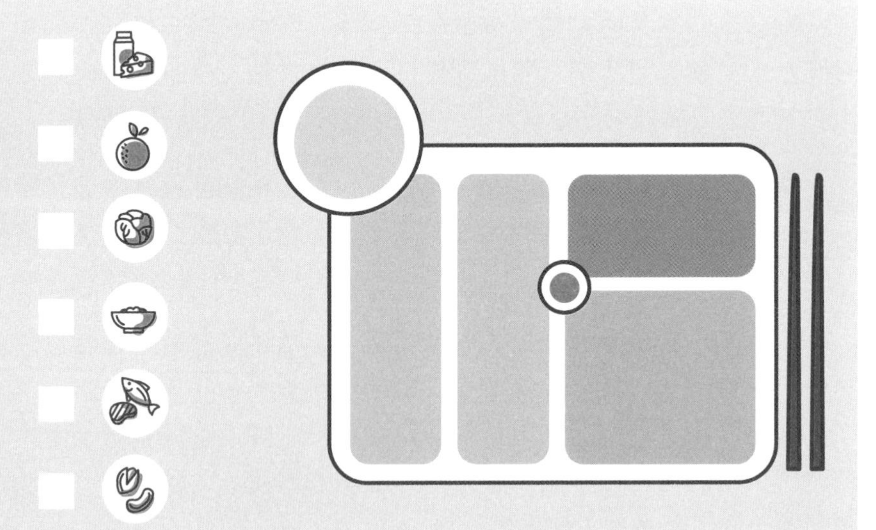

原則3 找到好夥伴：與其避開壞朋友，不如找到好夥伴

「從現在開始，我們不要去想一隻白色的熊！」爸媽看完上面這段話，腦海裡是不是自動浮現出一隻白色的熊呢？這就是著名的「白熊效應」。同樣的原理，運用在孩子的飲食選擇上，更是如此，當我們越是要求孩子少吃零食糖果餅乾飲料，孩子腦袋裡越容易浮現這些美味點心的樣貌。一味的禁止，反而會產生反效果。

那麼該怎麼做？「壞習慣無法被抹去，只能被取代！」若把食物比喻成朋友，與其禁止孩子結交壞朋友，不如讓孩子多認識一些好夥伴。那麼，又該如何分辨誰是好朋友？誰是壞朋友呢？我分享一個大原則，壞朋友常常穿著華麗的外衣，好夥伴往往坦誠相見！

剛剛好醫師 小提醒！

讓孩子多跟好朋友相處，當孩子每一餐都能吃對食物吃對比例，飽足感自然就容易延續，也就少一些跟壞朋友來往的機會。讓好習慣取代壞習慣，如此就不用苦心費勁的抵抗舊有的陋習！

當然，面對好夥伴，也要用「對的方式」和他們相處，蒸、煮、烘、烤使用的油量最少，是和原型食物最適合的相處方式；而油煎、爆炒、酥炸的烹調方式，使用油量多口味重，往往增加了攝取的熱量，更容易讓好夥伴失去原本的風味。

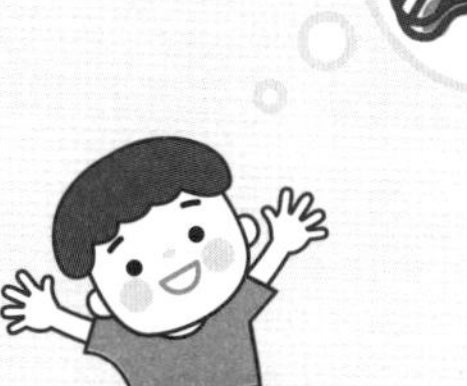

食物壞／好朋友

食物壞朋友

穿著華麗的外衣

打開包裝
才能吃到
不以真面貌示人

包裝精美
打開包裝才能吃到

餅乾、零食

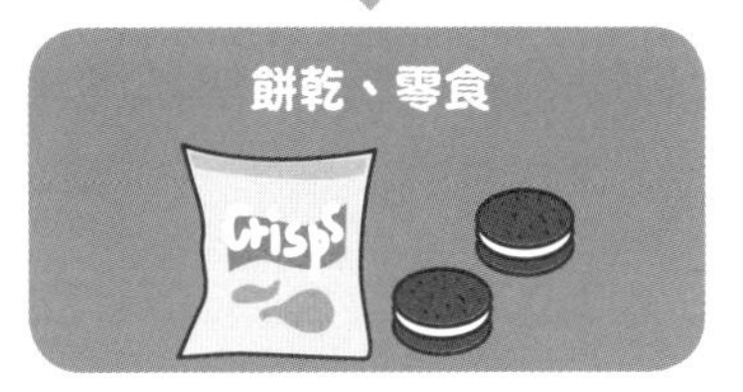

裹著一層麵衣
吃起來酥酥脆脆

各式炸物、炸雞

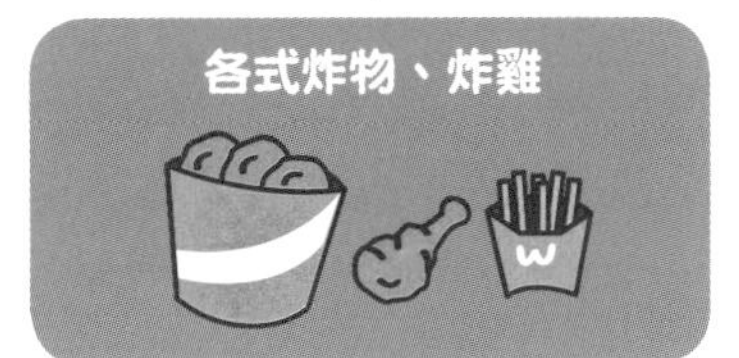

看不出原本樣貌的
加工食品

熱狗、火腿、貢丸、香腸

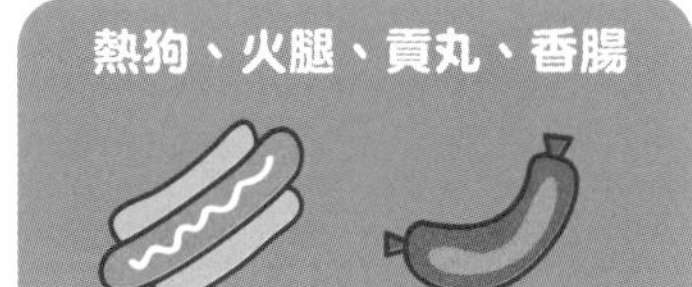

食物好朋友

坦誠相見

原型食物
出現在餐桌上時的樣子
和它們剛來到世界時差不多

雞蛋被雞媽媽生出來時，
雞蛋就長這樣

雞蛋

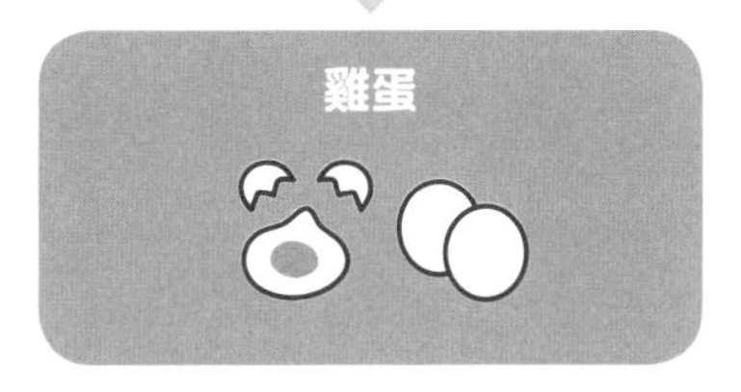

從菜園果園摘採下來，一直到餐桌上，都沒有太大的不一樣

蔬菜水果

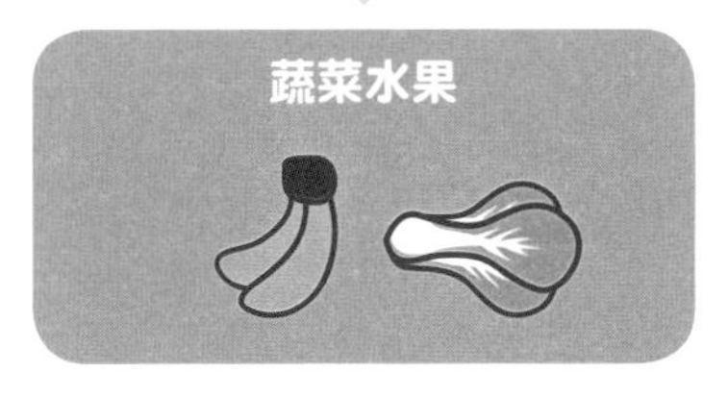

從動物、魚身上取下來，經過烹調後，都還看得出原本的樣貌

各式肉品（牛、羊、豬）、魚

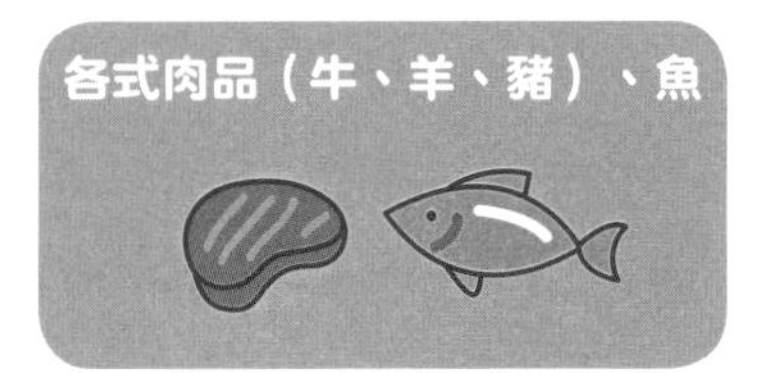

孩子肥胖，父母責任大

只要把握上述 3 大技巧，孩子的減肥大計就已經成功一半了，而剩下的一半，就在家長身上！爸媽面對食物時，若也能以身作則，孩子才能真正遠離肥胖。

嚴格說起來，未成年的孩子，是沒有能力讓自己胖起來的！孩子會胖起來，跟孩子身處的環境脫不了關係，家長就是孩子生存環境的塑造者。畢竟，孩子的食物，是我們張羅的，孩子買零食的零用錢，也是我們給的，孩子怎麼吃？吃什麼？也都是我們決定的。當我們創造了容易變胖的環境，孩子在這之中生活，體態超標是再自然不過的事情了。孩子身上每一寸肥肉的增長，身為父母的我們或多或少有些責任。

幫孩子控制體重，最終的目標並不只是要瘦下來，而是要在這個過程中，幫孩子建立正確的飲食觀念，進而讓孩子了解食物對自己體態的影響。陪孩子一起實踐的過程中，父母也會不知不覺瘦下來，而當孩子習慣量體重，便能意識到自身體重跟食物之間的關係；學習每一餐六大類食物的比例，就能體會到只要比例吃對，飽足感和健康可以兼顧；知道該結交哪些健康好夥伴，高熱量營養價值低落的壞朋友自然就會遠離了。

剛剛好醫師 小提醒！

英文有句俗諺：「You are what you eat」，我們吃了什麼，最終會反映在身形上，我們給孩子吃了什麼，就會一五一十的反映在孩子的味覺偏好與體態上。當孩子和食物維持良好的關係，帶著正確的飲食觀念成長，就能長成健康的大人，並將這份觀念傳達給下一代，破除父母胖子女也胖的「肥胖輪迴」！

腋下脖子黑黑？竟是身體在求救！別成為糖尿病候選人

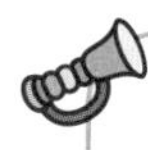

案例→「孩子要在浴室待到什麼時候？已經一個小時了……洗澡也洗太久了吧！孩子的爸，你去看看怎麼回事！」

爸爸走到浴室前，門一打開，大偉哭喪著臉。「嗚……無論我怎麼洗，都洗不乾淨，怎麼會這樣？」大偉指著自己的脖子，皮膚顏色特別深，和白白胖胖的身體產生了明顯的對比，爸爸眨眨眼認真一看，不得了了。

大偉脖子一整圈都黑黑的，簡直像是一條黑色的圍巾！上網查了一下，爸爸才發現這根本不是什麼「污垢洗不乾淨」，而是黑棘皮症！

身體的求救訊號：黑棘皮症

白白胖胖的大偉是家中獨子，深得長輩喜愛，只要是大偉想吃的，想喝的，就一定會出現在他的桌前。長輩對他的疼愛，就跟食物一樣，從不間斷，從早餐、點心、午餐、下午茶、晚餐一直持續到宵夜。然而，過多的熱量，卻也讓他的身體不堪負荷。

黑棘皮症就是身體向外發出的「求救訊號」！是身體在哀求：「拜託！不要再吃了，我快要受不了了！」

★ 出現位置：脖子正後方〉脖子側面〉脖子正前方

這個求救訊號，一開始會出現在脖子的後方，常被誤認為是日曬造成的膚色變深，讓人不以為意。然而，隨著時間過去，不良的飲食習慣持續著，黑棘皮症也會逐漸加劇，從脖子的正後方，擴展到脖子的側面，最嚴重時，將會延伸到脖子的正前方，一整圈黑色的紋路，像一條黑色的蛇，緊緊纏著脖子。

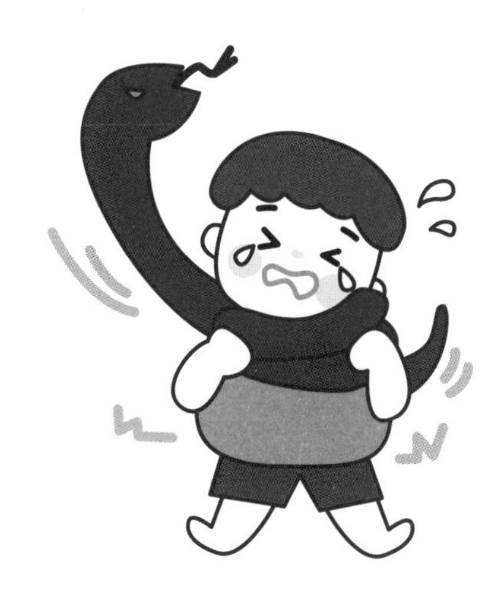

此外，腋下、大腿內側，也是黑棘皮症常出現的部位。所以，當發現孩子脖子後方皮膚「黑黑的」，可千萬不要有鴕鳥心態，用「可能只是被曬黑」這樣的理由自圓其説，趕緊幫孩子看一下腋下和鼠蹊部吧！這些部位平常曬不到太陽，如果也出現了黑色的紋路，那就是千真萬確的黑棘皮症了！

★ 皮膚質地：摸起來粗粗的

另外一個辨別黑棘皮症的小技巧則是「皮膚的質地」，黑棘皮的區域，摸上去會感覺有點「粗粗的」，這點和日曬造成的膚色變深明顯不同。

黑棘皮症：糖尿病施展的黑魔法

在醫學上，黑棘皮症是身體產生「胰島素阻抗」的皮膚表現。進食後，食物被消化成小分子的醣類與其他營養，當營養被吸收，血糖逐漸上升，身體便會開始分泌胰島素，讓血糖恢復穩定。

適量進食時

身體只要分泌一點點胰島素，就能順利將血糖降下來。血糖下降後，胰島素分泌量也會減少，胰島素與血糖達成良好的動態平衡，多數時間血糖維持在正常的範圍。

過度進食時

身體得分泌很多很多的胰島素，才能讓血糖回穩。若讓身體長期處在血糖偏高的狀態，就像幫身體養出了壞習慣。居高不下的血糖，將會導致胰島素持續且大量的分泌，最終使得身體對胰島素的反應越來越遲鈍。

糖尿病來敲門

如同人在震耳欲聾的環境下工作聽力受損，當身體聽不清楚胰島素「要把血糖降下來」的指令，對胰島素的叮嚀產生了「重聽」，胰島素阻抗就出現了。當血糖降不下來，一天比一天高，糖尿病就找上門了！

黑棘皮症只是冰山一角的「一角」，當這些皮膚症狀出現之前，孩子的血糖早就偏高了，說得誇張點，當我們注意到孩子有黑棘皮症的時候，他的身體其實早就浸泡在糖水裡好一段時間了。孩子身上的黑棘皮，彷彿是惡魔在脖子上施展的黑魔法，放任不管，糖尿病來光顧只是遲早的事情。

取代含糖飲料的白開水：逆轉高血糖的白魔法

好在，孩子畢竟是孩子，器官組織比大人來得年輕，要逆轉黑棘皮症，並不會太困難。只要開始注意飲食、控制體重，黑棘皮症就會慢慢消失，雖然不太能期望幾個月順利見效，但至少不會讓狀況惡化下去。

要控制好體重，最要緊的，莫過於戒除含糖飲料了，用來取代含糖飲料的白開水，就是對抗黑棘皮症最有效的白魔法！統計發現，和不喝含糖飲料的人相比，每天喝一杯含糖飲料的人，體重過重的風險高達兩倍。研究也指出，喝飲料一年，「飲料組」的孩子，體重增加的幅度是「白開水組」的 200%！一年不喝含糖飲料，體重將得到大幅的控制。

一人黑棘皮，全家黑棘皮

關於黑棘皮症，除了把焦點放在孩子身上，也別忘了，回頭看看自己與家人。

「哥哥好像也有……」

「爸爸脖子上也有耶！」

「哎呀，你不要出賣大家啦！」媽媽急著說。

在門診，天真無邪的孩子往往會忍不住脫口而出，洩漏了全家的秘密。這並不讓人意外，畢竟人的體態與生活習慣有關，同一個屋簷下，家人的飲食習慣互相影響，塑造了全家人的體態，孩子肥胖，父母往往也不遑多讓。

當孩子被診斷出患有黑棘皮症，大人也要特別留意自己了，畢竟我們的身體組織不如孩子的那般年輕，離糖尿病的距離更近，唯有大人開始帶頭重視這件事情，孩子才會跟著重視。從今天開始，全家用白開水取代含糖飲料，帶孩子一起破除黑棘皮症的詛咒吧！

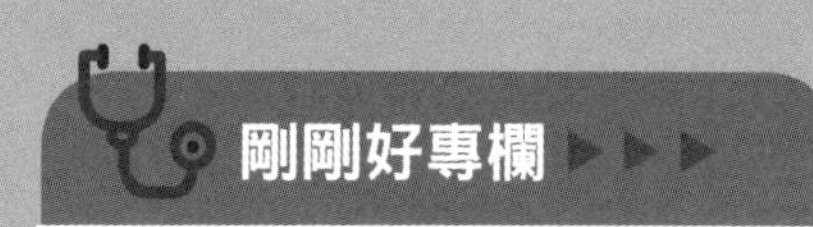

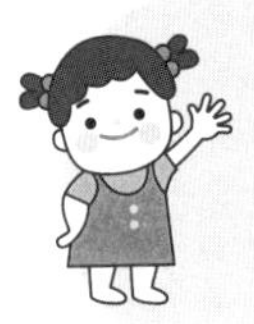

禍延三代
可怕的「肥胖輪迴」

你知道，父母肥胖，是會傳染給孩子的嗎？而且，一旦孩子胖起來，就很有機會陷入肥胖迴圈，一路胖下去。肥胖，會將兩條鎖鏈緊緊綁在孩子身上，一條，束縛著孩子的情緒與人際關係；另一條，則限制著孩子的身體，讓孩子背負沉重的皮囊。

這兩條鎖鏈，我稱作「心理肥胖之環」與「生理肥胖之環」，一環，扣著一環，將孩子困在原地。

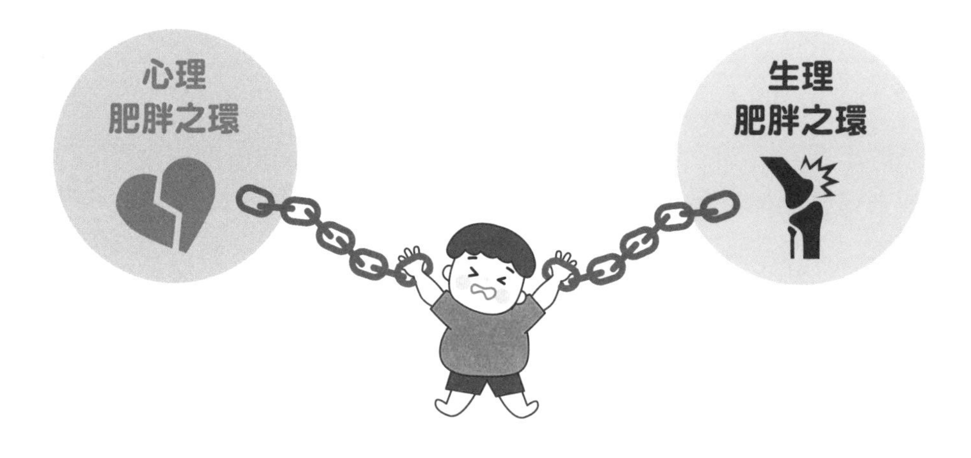

心理肥胖之環

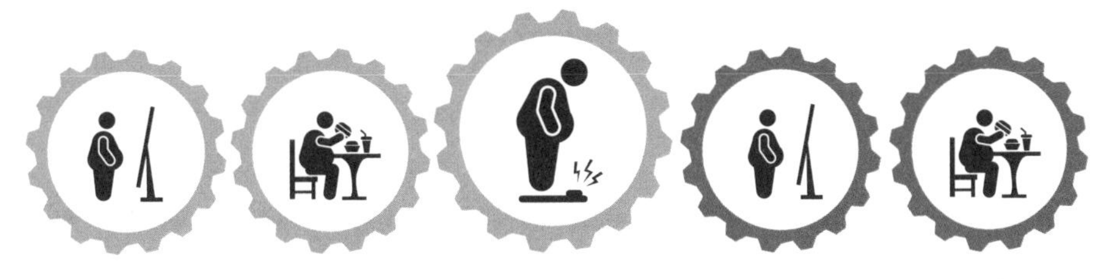

心理肥胖之環

多數人只看到了生理上體重對孩子的影響，甚至認為孩子小時候胖胖的很可愛，而在小時候，胖小孩也樂於接受大人們對自己的「寵愛」。不過，這個狀況在孩子進入小學團體生活後，將會大幅翻轉。研究顯示，在學齡前，胖小孩的自尊心跟其他小孩並沒有不同，但是，一旦進入學齡期，和其他同儕相處的時間變長了，胖小孩就會因為自己的體態，而產生自尊心偏低的狀況，隨著年齡增長，越來越明顯。大多數肥胖的孩子覺得自己並不好看，他們並不滿意自己的身材，也很容易對自我形象產生扭曲的認知。這些種種，最後都會反映在情緒與人際互動的問題中。

研究發現，相較於體重正常的孩子，肥胖的孩子有更多機會產生注意力不足與過動的狀況，此外，肥胖的男孩，有比較高的機率產生霸凌他人的行為，而肥胖的女孩，則較容易被他人霸凌，兒童時期的肥胖也與憂鬱症有關。

當孩子對自己身材感到不滿意，這股對自己不滿的情緒又沒有得到大人的理解和引導，就更容易以「吃」來紓解壓力，也更容易注意環境中的「食物線索」，甚至暴飲暴食，而暴飲暴食又使得肥胖程度更為嚴重。如此一來，就陷入了「不滿意、吃東西、更嚴重、更不滿意、吃更多東西」的惡性循環中，這就是緊緊束縛著肥胖孩子的「心理肥胖之環」。

生理肥胖之環

在生理上，除了放任肥胖不管會產生的慢性疾病：糖尿病、脂肪肝、睡眠呼吸中止症，肥胖對於肌肉骨骼問題的衝擊則更加直接。

當胖小孩腿部與腳部承受了較多的重量，就容易產生膝關節與踝關節的問題。經過統計，相較於一般孩子，胖小孩因為肌肉或關節疼痛而需要看醫生的比例更高。而胖小孩在平衡能力與肌肉強度上也不如體態正常的孩子，這些都限制了胖小孩的日常活動，也減低了胖小孩的運動意願。

生理肥胖之環

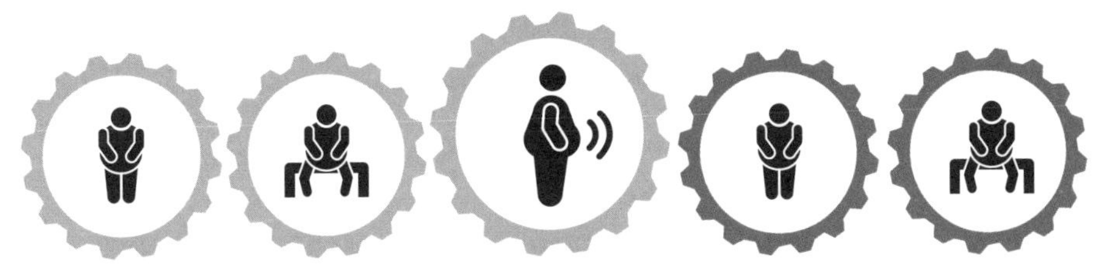

其他諸如骨折、關節炎、扁平足，都與肥胖有關。而肥胖在孩子身上造成最嚴重的後果，則是「生長板滑脫症」，這是一種腿部生長板直接受到傷害，使得生長板受損，最終可能導致長不高的嚴重疾病。我們可以想像，當一根筷子承受過大的力量，下場就是被折斷，一旦孩子的體重超過腿骨能承重的範圍，首當其衝的，就是由軟骨組織構成，在整枝骨頭上最脆弱的生長板，生長板一旦受傷，骨骼的成長就會遇到阻礙。

所以，肥胖的孩子因為肌肉骨骼承受了過多的重量而感到不舒服，身體不適，在體育活動中無法得到優勢與成就感，也就更不愛運動，無法主動消耗多餘的熱量，肥胖程度也變得更加嚴重。因此，陷入了「不舒服、沒運動、更嚴重、更不舒服、更不想運動」的惡性循環。這便是將孩子困在原地的「生理肥胖之環」。

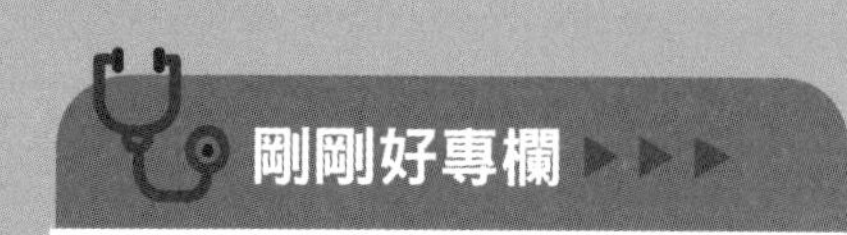

來自父母的肥胖輪迴

兩條肥胖鎖鏈，已經在「當下」將孩子緊緊鎖在原地了！然而，有另一條鎖鍊，跨越時間維度，從孩子的「過去」延伸到「現在」，並且影響著孩子後代，讓孩子的下一代也成為肥胖的小孩。這一條鎖鍊的源頭，就是爸媽。

父母肥胖與孩子肥胖的關係密不可分。若以體態適中的父母做為比較基準，當爸媽其中一人肥胖，那麼，孩子肥胖的機率將會增加3倍；而當爸爸媽媽雙方都肥胖時，孩子肥胖的機率則是常人的15倍！而肥胖的孩子長大成人後，會成為肥胖的大人，結婚生子後，又成為肥胖的父母，而他們的下一代，又成為肥胖的孩子……

所以，肥胖，是會傳染的！類似的生活環境、飲食習慣，最終，導致了同樣的肥胖問題，在世代之間交互影響，最後造就成一整個肥胖的家族，家族中世世代代皆受肥胖所苦，這就是最可怕的「肥胖輪迴」。

掙脫肥胖輪迴之苦

要改變孩子的肥胖，重點從來不在孩子身上，而在身為孩子父母的我們。正是我們，營造了容易導致全家肥胖的環境。所以，要掙脫肥胖輪迴之苦，第一要務就是「成為好隊友」：爸媽要開始對自己的體重有所警覺，共同正視自己的體態，雙方也要在預防孩子肥胖上有著一致的態度。

第二要務則是「幫環境瘦身」：減少家中出現含糖飲料與零食的機會。光是做到這件事，就會大幅減少孩子攝取垃圾食物的機率，一旦這些空有熱量沒有營養的食品在家中消失，孩子就沒辦法在正餐以外的時間攝取額外的熱量，成功將「減脂戰場」限縮在每一餐之中，於是，我們就可以「集中火力」，針對每一餐的食物做適度的調整，陪伴孩子一起執行鏟肉大計！

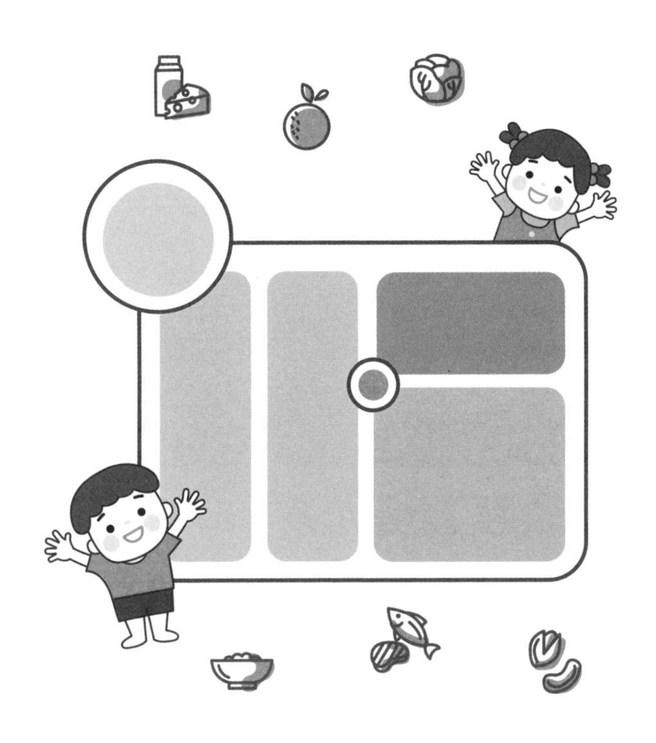

▶ 適度的調整食物，陪伴孩子一起執行鏟肉大計！

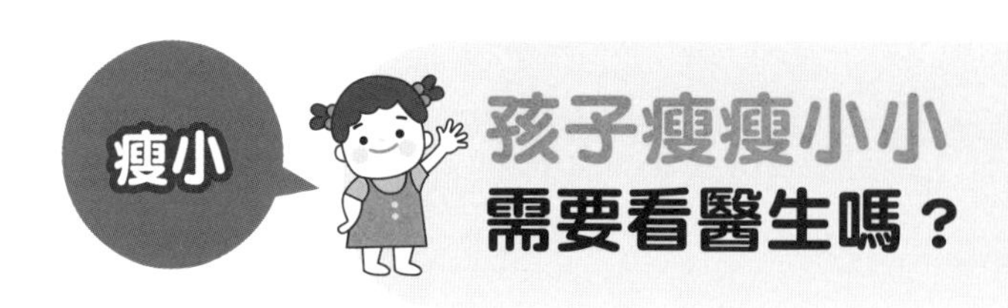

「孩子怎麼那麼瘦？你有沒有給他好好吃飯？要不要去給醫生看一下？」相較於過重的孩子，瘦小的孩子得到更多長輩與他人的關注。我在門診觀察到，家有瘦小的孩子，家長無不承受了極大的壓力，尤其對於母親來説，孩子的體重被「媽媽沒有好好養」這樣的負面標籤綁在一起，相當不公平。不過，孩子真的有那麼瘦嗎？

孩子真的瘦？先弄清瘦小定義

定義　BMI 低於該年齡層的第 5 百分位

孩子的身高、體重是否合理，依舊要回到生長曲線圖上去對照百分位。BMI 超過 95 百分位，就是真正的肥胖，同樣的概念，如果孩子的 BMI 排名低於該年齡的第 5 百分位，又或是體重和「同性別同年齡」的孩子相比，排在倒數第五名之後，就是真的過瘦了！

每學期的校園健康檢查，BMI 小於第 5 百分位的孩子會被特別篩選出來，在身高體重測量結果通知單上以「體重過輕」來提醒家長，如果孩子的確實符合過瘦的標準，就必需正視這件事情。

過瘦的體重，代表孩子攝取的熱量不足以支應身體所需，成長的過程中，孩子身上每一個器官都在長大，進入發育期後，甚至需要更多的熱量來支應身體「轉大人」的變化，若熱量不足，身體只好「縮衣節食」，犧牲身高成長的幅度。

重點！

「先掉體重，再來身高排名跟著掉」是許多瘦小孩子的命運。

對孩子來説，長高是一件自動化的事情，是身體無論如何都會想盡辦法完成的任務，如果身高因為體重過輕而受到影響，則表示孩子體重過輕的問題已經非同小可了。正常的孩子，體重應該要隨年紀逐漸增加，如果孩子符合右側兩者條件其中之一，就該找醫師評估。

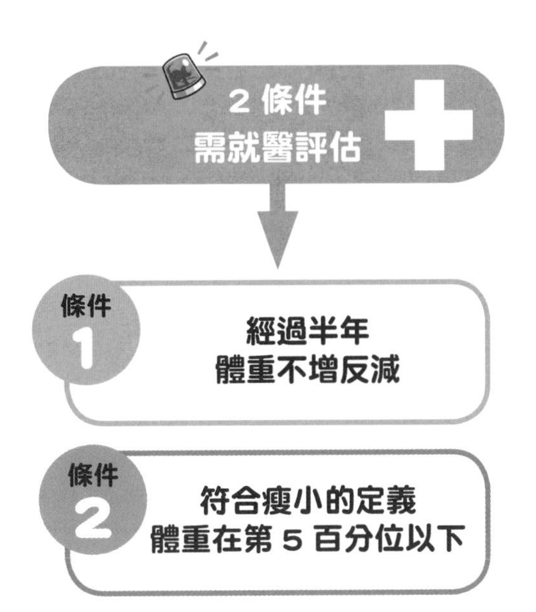

剛剛好醫師 小提醒！

若孩子在某段時間內反覆生病，也會使得孩子消耗額外的能量去對抗疾病、修復組織，使得體重成長遲滯。其他慢性疾病如先天性心臟疾病、嚴重過敏、異位性皮膚炎、腸道持續發炎、牛奶蛋白過敏、乳糖不耐症等也會影響孩子的體重。重大疾病或過敏往往都有很明確的病史，至於腸胃道問題，則常會以腹瀉、肚子痛來表現，爸媽可以準備一本筆記，記錄孩子出現上述症狀的頻率，看醫生時，手邊就能有更詳實的數據跟醫生討論。

吃錯東西，熱量不足

如果孩子都沒有上述疾病，也沒有相關症狀，單純就是體態瘦瘦小小，那麼下一步就要從認清飲食現況著手！當代社會物資豐沛，大多數家庭也有能力準備足量的食物給孩子，不過，研究卻發現：仍有 5 ～ 10%的孩子體重過輕，究竟是為什麼呢？

因為食物的種類越來越多樣，選擇多了，選到對的食物的難度也增加了，甚至在不知不覺中，讓別人「幫我們選擇」，商家製作的外食、超市架上的微波食品、好吃又方便的速食，各式的糖果、零食、餅乾、飲料，這些食物有些營養尚稱均衡，有些毫無營養價值，高油、高糖、重鹹、重甜是常態。

吃錯東西，熱量不足，才是造成多數孩子長不胖原因，當孩子攝取了過多不具有營養價值的食物，身體便會處於一種「隱性飢餓」的狀態：「肚子飽了，身體卻仍餓著」，體重自然上不來。爸媽若能有意識的幫孩子選擇高營養價值的食物，就能讓孩子同時獲得足夠的熱量（飲食配置可參考「我的餐盤」，請見 P. 168）。

飲食習慣不佳，在不對的時間吃東西

食物不虞匱乏，也造就了另一個問題：孩子在不對時間吃東西！瘦小的孩子特別容易被給予各種點心，而造就「不吃正餐，只吃點心」的習慣，快速滿足了孩子在非正餐時間的口腹之慾，卻影響到正餐的食慾。

孩子，可是很聰明的！當孩子知道正餐不吃，等下就有點心，自然不願意把正餐吃完。此外，很有可能自小到大，在大人不斷「追著餵」的狀況下，孩子沒有體會過飢餓的感覺，不知道吃東西應該是「自己的責任」，將「吃飽」這件事外包給他人，讓爸媽十分煩惱。

這裡我跟爸媽做一下心理建設，請記得：「沒有生物會把自己餓到出問題」，好好吃飯是孩子的責任，我們要做的，是幫孩子創造好好吃飯的環境與規矩，一如兒科前輩在面對孩子偏挑食時常說的：「我們並不是刻意要讓小朋友肚子，他不吃，是他自己的選擇」，創造好的環境，引導孩子做出正確的選擇，才是飲食問題的終極解決之道。

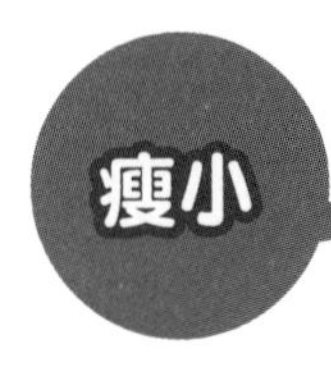

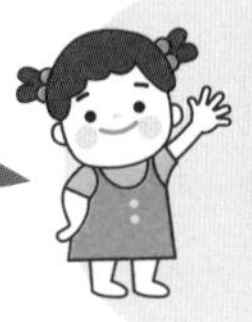

5 大方向＋食物矩陣 幫孩子找回體重

針對體重過輕的孩子，爸媽的首要任務是透過良好的飲食規則，把熱量順利「送」進孩子的身體。不過，光是如何讓食物順利進入孩子的嘴巴裡，對許多家庭來說就已經是一大挑戰，實際執行時，可以從「人、事、時、地、物」5 大方向開始。

從人、事、時、地、物，創造儀式感

從人、事、時、地、物這 5 大方向切入，為的就是要創造吃飯時的儀式感，讓吃飯這件事，變成家中最重要的規矩！

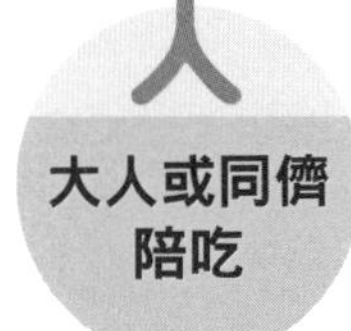

在正餐時段，最理想的狀況是全家一起用餐，也就是我們常講的「陪吃」，讓孩子意識到，在這個時間點，全家人就是會聚在一起把「吃東西」這件事情做好，對小孩子來說，是一種家庭習慣的潛移默化，對大孩子來說，則是一種家庭規矩的宣告。有些不愛吃飯的孩子，進入幼兒園後有同伴陪吃，不吃正餐的問題就消失了，正是這樣的道理。

重點！ **孩子善於學習和模仿，吃飯時如果有人陪著「一起做同一件事情」，那麼就會大大增加孩子參與的意願。**

事
吃飯的時候只吃飯

吃飯的時候，就是專心吃飯，只能有吃飯這件事情！爸媽必須以身作則，遠離手機、書本、報章雜誌，讓孩子意識到，吃飯就是這麼一件該放在第一優先的大事。

重點！ **連哄帶騙，吃飯玩車車、玩娃娃，吃一口玩一下，吃兩口看一下電視和手機，絕對是大忌！**

時
固定吃飯頻率與時長

年幼的孩子，胃容量小容易飽，可安排一天六餐，三次正餐三次點心；大一點的孩子，一天以三次正餐為主，正餐用餐時間控制在 20 ～ 35 分鐘內。很多家長會怕孩子吃不夠，瘦小的體態看在爸媽眼裡讓人揪心，因此會給予孩子幾乎無限的吃飯時間，千拜託萬拜託求孩子再多吃幾口飯，一餐吃到 1 ～ 2 個小時以上，其實這是完全沒有幫助的。研究發現，拉長進食時間，並不會讓孩子攝取比較多的熱量，吃到後來，家長浮躁、孩子也備感壓力，飯吃不進去，「痛苦的用餐經驗」卻早已深深烙進孩子的心底，加上進食時間長，飽足感延續，連帶影響到下一餐的用餐時間。

其實，在我們吃下第一口飯後，腦袋的飽食中樞就被啟動了，飽足感會在 20 ～ 30 分鐘後出現，吃飯超過 30 分鐘後，孩子準備要吞下去的每一口飯，都得對抗 30 分鐘前嚥下去的那一口飯所帶來的飽足感，孩子吃不下，卻又想達到父母的期望，最終不知如何是好，只好呆坐在餐桌上。對孩子來說，含在嘴裡的不是食物，而是牢飯，每次用餐爸媽和孩子都得坐 1 ～ 2 小時的牢。

重點！ **用餐時間超過 30 分鐘，就收掉吧！與其在這一餐拖泥帶水，不如「擇餐再戰」，把機會留給下一餐！**

地
創造進食領域

固定在餐桌吃飯，讓進食這件事，只發生在餐桌上。特別是正餐，更應如此。如此一來，可以杜絕在客廳邊吃飯邊看電視的陋習，也可以創造所謂的環境暗示，讓孩子知道，坐上餐桌後，進入家中用餐的領域，接下來就是吃飯時間了！

物
幫孩子準備自己的餐具

對於年幼的孩子來說，擁有自己專屬的餐具，可以讓孩子在吃飯這件事上有更多的參與感。用大人的餐具，跟用「自己的」餐具相比，在孩子心中也會是完全不同的感受。此外，有了固定的餐具，爸媽可以將這一餐孩子該吃完的食物全數放在孩子的餐盤中，讓孩子清楚知道，接下來這段時間，該做的就是把餐具裡的食物通通吃光，這是孩子自己的責任。

此外，在餐桌上，盡可能不要出現與用餐無關的物件，例如：玩具、蠟筆等，減少孩子視野中與用餐無關的雜物，避免孩子分心。想像一下，從孩子的角度看向整個餐桌，舉目所見只有餐具與飯菜，就更容易專心。

重點！

盡量不要在用餐時，任意添加食物到孩子的餐盤中，以免增加孩子的壓力，當孩子發現原本與父母約定好的食物份量被任意添加，絕對會意興闌珊，甚至在餐桌上罷工。

剛剛好醫師 小提醒！

要建立吃飯習慣，起初或許執行不易，但習慣和規矩的養成都需要時間，一旦規矩建立後，孩子就能在固定的時間吃飯，有自己需要吃完的份量，每次吃飯不超過 35 分鐘，這一次的用餐狀況也不至於影響到下一餐的食慾。

食物矩陣，應對挑食孩子的絕招

解決了吃飯習慣，那麼會讓吃飯大計卡關的，就剩下食物本身了。這邊我想先幫孩子説公道句話，只要是人，都會有偏好的口味與口感，孩子對於特定食物的排斥，不見得需要「一竿子打翻整艘船」。舉例來說，有些孩子特別討厭青椒，但不吃青椒的孩子就一定討厭其他蔬菜嗎？有些孩子只是不吃特定的蔬菜或肉品，爸媽讓孩子多嘗試各種食物，自然能更加理解孩子的喜好。如果孩子看似對某類型的食物感到排斥，甚至偏食挑食極度嚴重，那麼在食物的變化上，就可以使用我稱為「食物矩陣」的絕招了！

★ 食物矩陣 》》

透過不同的烹調方式與食物種類來排列組合，找出孩子能接受的食物。

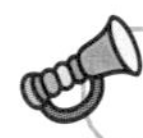

舉例→ 許多孩子被父母宣判：他就是不吃菜。

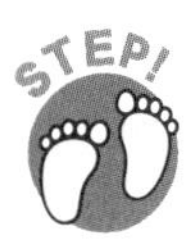

STEP 1 找種類

事實上，青菜有許多種，以超市架上常見的青菜來說，至少就能找出 5 種蔬菜，如：空心菜、青江菜、小白菜、花椰菜、高麗菜。

STEP 2 找烹調方式

為上述 5 種蔬菜，找到至少 3 種烹調方式：炒青菜配香菇、燙青菜配蒜蓉、青菜湯配豆腐。

STEP 3 重新排列組合

5 種青菜 3 種烹調方式，總共就有 15 種變化了，就好像手上多了 15 把鑰匙，總有 1 把鑰匙，能開得了孩子「不吃青菜」的這道鎖。

訣竅TIPS 其他諸如肉品、豆製品等，都可以如法炮製，這次嘗試不成功，那就從食物矩陣中找另一種方式試試看，當手上一直有著備案，壓力與焦慮也會減輕一些。

找醫師或營養師之前，先做好飲食日記

如果已經確實做好人事時地物的規劃，也嘗試過一段時間的食物矩陣後，狀況仍沒有改善，那麼接下來就要找兒科醫師或營養師來幫忙了。找專家之前，爸媽可以先做好「飲食日記」，紮紮實實的透過文字與照片，記錄孩子究竟吃了什麼，吃的量是多少，在何時進食？

基本的飲食日記，至少以 3 天為一個單位，在這 3 天內，所有進入孩子嘴巴的東西都應該被記錄下來。因為多數孩子的體重過輕並不是疾病造成的，而是熱量攝取不足，與其把疾病或吸收不良當作孩子瘦小的「假想敵」，不如花些心力面對現實，先確定孩子整天攝取的總熱量。正因為人類的進食樣態相當複雜，所以才必須仰賴飲食日記來和專家一起了解實際的狀況。

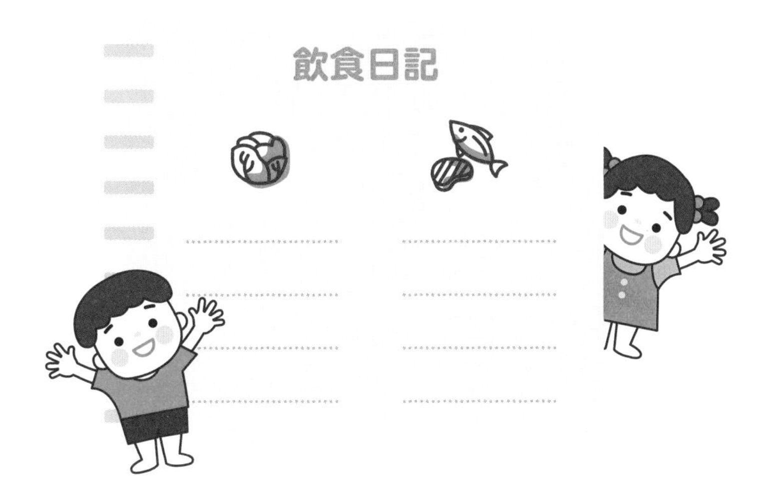

剛剛好醫師 小提醒！

食物，是孩子與世界建立的第一道親密關係。好好吃飯，避免飢餓，是人類的原始本能，也是每一個孩子與生俱來的能力，陪伴孩子吃飯，引導他認識食物，創造適合的用餐環境，設定好規律的用餐時間，營造愉悅的用餐氣氛，不要讓吃東西變成孩子或自己的壓力，若體重仍未見起色，也該適時尋求專家來幫忙。

「醫生，你說的我都做了，孩子還是瘦瘦的，怎麼辦？」當我們確實盡了力，也和專家一起努力過，但孩子的體態仍未見起色，那麼我會說：「放寬心吧！」人體依然有許多科學未能完全解答的奧秘，有些孩子就是怎麼吃都胖不起來，一問之下，父母小時候也是瘦瘦小小的，最後，我們只能把一切歸咎於體質。當我們提供了孩子好好吃飯所需的一切：多樣的食物、適合的環境與習慣，剩下的，就讓孩子的身體去決定吧！

第5章

成長發育生活處方：吃對食物、睡對時間、做對運動

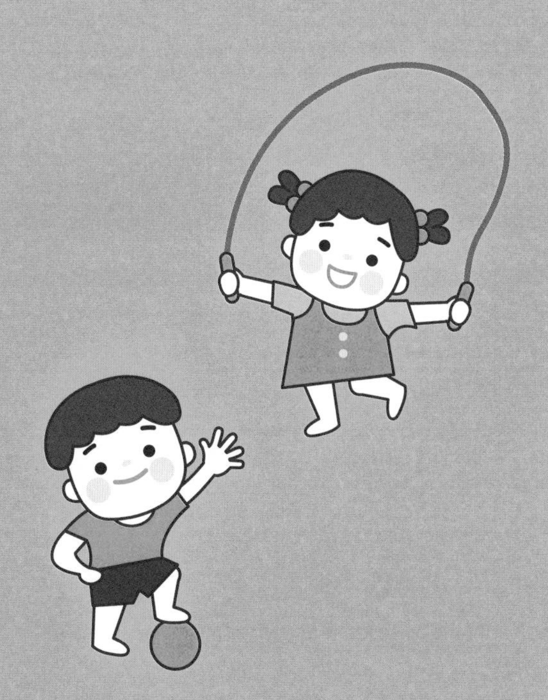

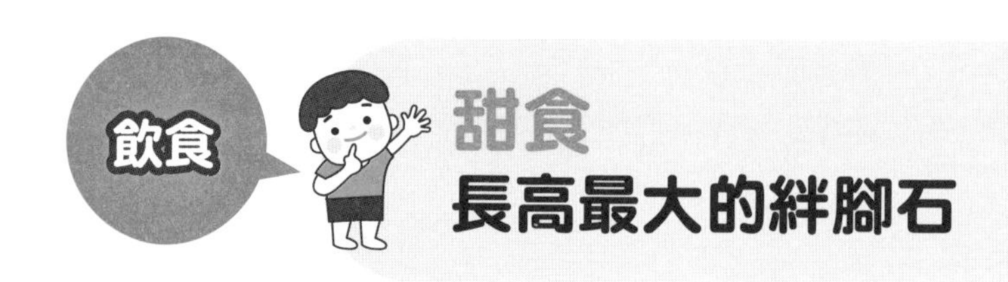

甜食 長高最大的絆腳石

「吃什麼能讓孩子長高？」爸媽都很關心這個問題，不過，在這之前，不如讓我們先換個角度想：「吃什麼，才會讓孩子長不高？」。甜食，就是長高最大的絆腳石，特別是加工食品中額外添加的糖分：添加糖！

甜食是生長激素最大的敵人

甜食，就是生長激素的天敵，要談到甜食與生長激素之間的關聯性，就不得不提到人體的另一個激素：胰島素。

人體內的血糖，是由「胰島素」和「生長激素」以及其他相關的激素共同管理。當攝取甜食血糖上升，「胰島素」就會將血液中的糖分趕進細胞裡，讓血糖下降回到穩定的範圍；而當人體太久沒有進食，血糖過低時，「生長激素」就會指揮人體的脂肪細胞，透過一連串的反應將脂肪裡的能量轉換成血糖，讓血液中的糖分回到穩定的範圍。

此外，生長激素還會刺激細胞合成蛋白質，讓身體使用蛋白質來強健肌肉組織，促進骨骼上的生長板細胞增生，使孩子長高，同時督促身體運用鈣質強健骨骼。

原本生長激素與胰島素合作無間，然而，一旦血糖瞬間暴增，將會導致胰島素大量分泌，生長激素的分泌也因此被抑制，可想而知，強健肌肉、促進身高成長、累積骨本的能力便因此受到限制。

魔鬼藏在細節裡，點心時間與睡前最危險

一般的原型食物，營養成分的組成較為豐富，攝取後需花上一些時間消化，使得血糖上升的幅度較為平緩。然而，餅乾、糖果、零食、含糖飲料，

營養成分低，添加物及額外添加的糖分多，吸收速度快，一旦吃下肚易導致血糖瞬間爆增，使得胰島素大量分泌，孩子的成長因此「停機」。其中又以點心時間及睡前時間最需小心。

魔鬼1 點心時間

面對甜食，餐與餐之間的「點心時間」，是最容易失守的時候。飢餓時，人有尋找食物裹腹的本能，胃容量有限的孩子與活動量大的青少年，往往在正餐之間需要補充點心來填飽肚子，而孩子略感飢餓時，也正是生長激素分泌最旺盛的時候，此時，如果喝的是含糖飲料，吃的是高糖高油的加工食品，空有熱量卻沒有營養價值，生長激素就會受到抑制，白白錯失長高的機會。

正確吃！

點心時間，宜攝取營養豐富的食物，例如：水煮蛋、牛奶、地瓜、豆漿、新鮮水果，如此一來，生長激素便能利用食物中的蛋白質來建構身體組織，讓孩子長高長壯。

魔鬼2 睡前宵夜時間

另一個最容易被輕忽的時間，則是睡前。人體進入深層睡眠後，生長激素會大幅分泌，一天之中，大半的生長激素便是在深夜熟睡時分泌的，如果在睡前吃了高糖點心，或是等同於正餐份量的宵夜，生長激素的分泌量將大受影響。若孩子在睡前吃得飽飽的，入睡時，食物仍未消化完全，等到進入熟睡期，生長激素正要分泌時，食物剛好消化得差不多，導致血糖上升，胰島素也跟著上升，恰巧壓抑了生長激素的分泌，相當可惜。

正確吃！

發育期的孩子容易餓，若孩子在睡前想吃點東西，可以在睡前1小時嘗試不同的食物組合，例如：優格＋水果、牛奶＋全麥麵包、豆漿＋起司＋堅果，吃到5～7分飽，選擇兩種以上的食物，並且納入蛋白質，不僅可以延續飽足感，也不會讓血糖暴衝影響生長激素分泌。

一天可以吃多少糖？

天然的糖分，例如：來自於乳製品或水果中的甜味，是可以適量攝取的，真正要小心的是「添加糖」（又稱作游離糖，這是食品在製造過程中，為了增添食物風味與甜度所額外添加的糖分）。這些糖分廣泛出現在運動飲料、乳酸飲料、含糖茶飲、汽水、甜點、糖果、餅乾、麵包與蛋糕之中，空有熱量卻沒有營養。

重點！ **小於 2 歲的嬰幼兒，一丁點兒的添加糖都不可以有，他們需要的是天然的食物，而非經過包裝與加工的食品。**

孩子偶爾吃一些，應該不會怎樣吧？適度而有條件的開放是略為可行的做法，畢竟誰的童年中沒有糖果與餅乾？但是爸媽要先意識到，誘人的糖果、餅乾、零食，其被行銷的目的在於販售商品，而非提供優質的營養。添加糖的作用只有一個：讓食品增添美味，使得孩子一口接一口，欲罷不能，驅動家長持續消費。所以，當我們把糖果與零食放進購物車前，不如先想個兩分鐘吧！

★ 孩子攝取糖的標準

依照世界衛生組織建議，成人與孩童一天攝取的添加糖應占總熱量的10%以下。其標準如下：

成人

大約 1 天只能攝取 50 克的添加糖（1 杯 700c.c. 全糖的珍珠奶茶就超標了！）

孩子

學齡以上	學齡以下
適用於大人的標準，1 天不超過 50 克。	1 天不得超過 40 克。

然而，與其斤斤計較每天可以攝取的總糖量，又要換算每日可吃的糖量，實在過於繁瑣，關於「到底可以吃多少糖」，不如用年紀與次數來做為開放的原則，配合我的口訣：「3 歲前，不見糖；3 歲後，偶爾嚐；7 歲以上，一週一次勿超量。」

重點！ **3 歲以前，完全不讓孩子接觸添加糖，3 歲以後，偶爾特殊節日才有甜點零食，7 歲以上，適度開放，一週頂多一次，且不得超量。**

家長這樣做！

守護孩子的味覺，避免糖癮成為長高的絆腳石

甜食和糖分會抑制生長激素的分泌。經過統計，含糖飲料、麵包蛋糕、糖果零食，是孩子最常接觸到添加糖的管道。每天多吃一次，就少一次長高的機會，身高是相對的，高和矮也是比較出來的，當孩子繼續在甜食與零食中大快朵頤，跟其他人的差距也會越來越大。

生活中的誘惑如：便利商店中顯眼的零食糖果、街邊四處可見的手搖飲料店、麵包店中飄出的烘焙香味，若沒有大人的協助，很容易就讓過量的甜食侵入孩子的飲食習慣，若沒有好好把關，很容易就讓多餘的糖分破壞孩子的味覺產生糖癮。

對孩子而言，添加糖就是一條紅線，一旦跨過去，就很難再回去了。與其花力氣在甜食與含糖飲料上和孩子爭執，讓糖癮牽著孩子的鼻子走，不如設法延遲孩子接觸添加糖的時間。儘管孩子長大後，終究會接觸到這些食品，將來也會需要自己抗拒甜食的誘惑，在這之前，讓我們成為孩子味覺的守護者，陪伴孩子一起享受各種天然食物的滋味！

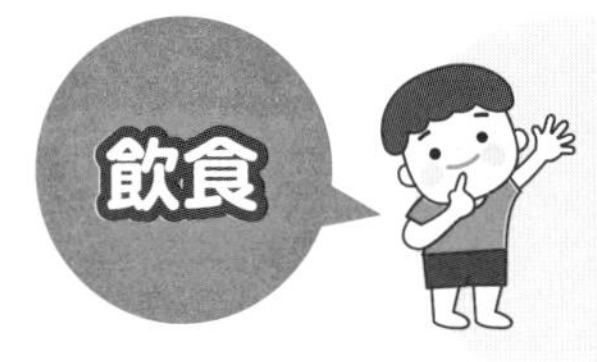

性早熟是吃出來的嗎？
性早熟飲食迷思大破解

「醫生，性早熟是吃出來的嗎？」「有人說兩隻腳的禽鳥類不能吃，牛奶要少喝以免太早發育？」「山藥、豆漿聽說含有植物雌激素，會導致性早熟？」

如果你問我，要避免孩子性早熟，有沒有什麼是不能吃的？我會斬釘截鐵的回答：「吃，都可以吃！」性早熟絕對不是單靠某一種食物吃出來的！

當孩子提早發育，家長第一時間往往想到是：「會不會我讓孩子吃錯了什麼？」在門診，我曾遇過一位女孩，因為發育而被媽媽帶來看診，一問之下，居然已經「一整年」沒有吃雞肉了，而媽媽手上的筆記，更是密密麻麻的，寫著各種飲食禁忌。

天然食物＋均衡飲食，最健康的選擇

吃錯，是家長面對性早熟最大的恐懼，深怕孩子吃錯「什麼東西」，演變成不可收拾的後果。關於性早熟與食物之間的謠言五花八門，曾經聽過的就有：雞蛋、雞肉、雞皮、雞胗、豬皮、豬肝、牛、魚皮、蜆、蝦、蠔、牛奶、羊奶、起司、山藥、豆漿、豆腐、黑豆、洋蔥、花椰菜……這些說法，大多是空穴來風，是少數人一廂情願認定的個人經驗，完全經不起科學的檢驗。

請牢記一句話：「世界上，沒有哪一種天然的食物，在正常且均衡飲食的狀況下，會誘發性早熟。」

適量

所謂正常，指的是飲食適量。大量的吃某些特定食物，本來就不是正常的狀況，只要不是「刻意」每一天每一餐都只給孩子吃特定某些食物，那根本不用擔心食物對身體發育的影響。

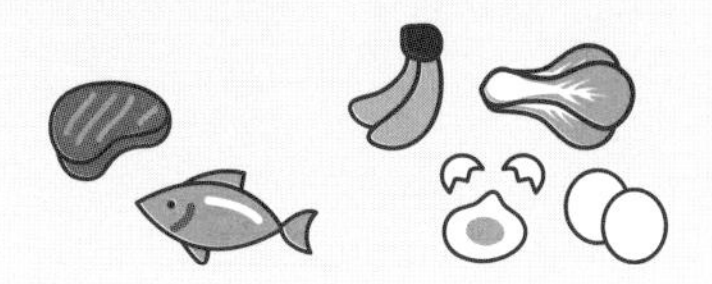

均衡

所謂均衡，指的是飲食內容物時常出現變化。每一餐菜與肉時時輪替：今天吃芹菜炒雞胸、明天換成乾煎豬里肌、後天吃醬燒豆腐、大後天吃番茄炒蛋，不僅能攝取各種的營養，就算真的有什麼隱藏的飲食風險，也會因為食物的多樣性而得到有效分散，淡化了單一食物的影響。

剛剛好醫師破解食物 VS 性早熟

雞隻施打生長激素所以長很快，吃了容易性早熟？

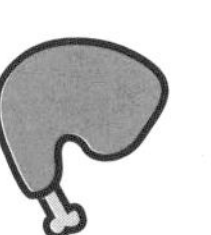

當代雞隻之所以能在短時間內繁殖、成長，主要來自於育種科技與飼育方式的改善，跟生長激素一點關係都沒有！多數人聽到「生長激素」這四個字，會以為使用了生長激素，就會使生物快速成長，而肉雞因為成熟時間短，市面上隨處可見，許多人便以為雞隻一定是被動了手腳，所以才長這麼快。

實際上，生長激素並沒有這樣神奇的效果，更不用提生長激素要價昂貴，根本不可能使用在動物身上。要讓雞隻快速長肉，選擇適合的品種，營造優質的成長環境，給予合適的飼料，遠比使用生長激素還要來得划算。此外，在雞隻飼育的過程中，也不會使用任何的荷爾蒙製劑，要說吃雞肉造成性早熟，實在是說不過去！

正確吃！

雞肉是相當優質的蛋白質來源，多吃也不會性早熟。不過，雞皮、雞屁股這類高油脂的部位就另當別論了，攝取過多的油脂導致肥胖，才是引起性早熟的罪魁禍首。

❓ 豆製品有植物雌激素，吃了會刺激發育？

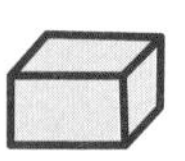

這又是字面上理解造成的誤會！以黃豆為例，黃豆中含有大豆異黃酮，因為其結構和女性荷爾蒙類似，所以又被稱作植物雌激素，含量大約只占黃豆重量的 0.2 ～ 0.4%，量並不多，要吃到整整一公斤的黃豆，才會攝取到大約 20 ～ 40 毫克，要單靠吃就吃到過量幾乎不可能。

更重要的是，植物雌激素和動物雌激素不同，在體內無法產生等同於動物雌激素的效果，因此，根本不會導致孩子因此發育，更遑論性早熟。此外，儘管植物雌激素和動物雌激素結構相似，但是吃下肚的植物雌激素不見得全部會被腸道吸收，就算被吸收，也早就經過腸道菌的代謝了。

正常飲食的狀況下，很難吃進超量的植物雌激素，其進入體內又得經過層層關卡，其結構與動物雌激素又不同，所以吃豆製品不會導致孩子提早發育！不過，以上前提是在「正常的飲食狀況下」，若是孩子吃的是保健食品，那就要小心了！臨床上，曾經有女孩提早發育，一問之下，才知道原來是長輩給孩子吃了高濃度的大豆異黃酮保健品，以為可以保養身體，沒想到卻弄巧成拙。

正確吃！ **孩子最需要的是來自大自然的食物，而那些人工合成或刻意提煉的保健食品，還是少碰為妙！**

❓ 山藥含有雌激素，吃多會導致性早熟？

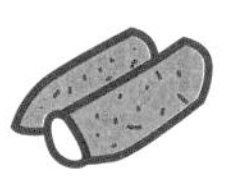

山藥與性早熟的關聯性，也是片面知識被過度解讀的結果。山藥含有一種稱之為皂苷（Diosgenin）的成份，透過化學的方式加工後，可以被轉化成女性荷爾蒙與激素的原料，被使用於製藥產業。然而，這個轉化的過程非常複雜，並不會在人體中發生。事實上，山藥中根本沒有雌激素，山藥中被當作製造激素的原料：皂甘，也不會在人體內產生雌激素的作用。因此，吃山藥並不會導致孩子性早熟。

正確吃！ **沒有哪一種天然未經加工的食物，吃了一段時間會導致孩子提早發育。**

要讓身體開始發育，沒那麼容易

若爸媽還是對食物感到擔心，那麼讓我繼續談下去。我會這麼篤定的認為，「食物根本不會引起性早熟」，是有其學理根據的。因為「讓孩子發育」可不是這麼容易的事情，舉凡乳房發育、初經來潮、提早變聲，甚至性早熟孩子產生的骨齡大幅超前，這些生理變化都必須是青春期荷爾蒙：雌激素或雄性素在體內 24 小時不間斷的刺激相關組織，才有可能導致發育。我們只要記得，只要沒有「刻意」讓孩子每天都吃到「某樣」特定的東西，就不用擔心了！

重點！ **爸媽想必已歸納出一個結論：要避免性早熟，就是回歸人類原始的飲食型態，以天然的食物為主，均衡飲食，減少加工食品。**

剛剛好醫師 小提醒！

從食物與性早熟之間的謠言中，可以發現一件事：這些說法若是空穴來風也就算了，但可怕的是，聽起來似乎都含有那麼幾分的真實性！許多人對事實一知半解，加上少數具有醫學背景的專家，不了解事實全貌，未經查證就在媒體上散佈相關訊息，最終導致了家長對於食物極大的恐懼。其餘像是牛奶、羊奶、起司、黑豆、洋蔥等等食物，被謠傳與性早熟有關，也都是以訛傳訛的結果。

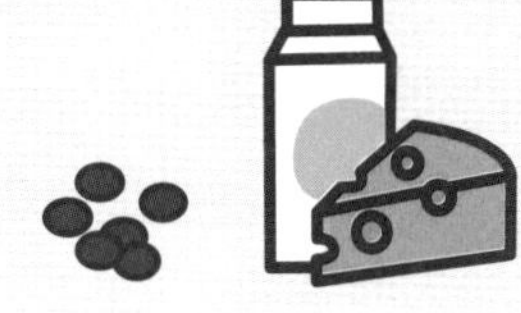

長高產品沒告訴你的事
吃保健食品的風險

「要不要補充什麼東西，讓孩子長得更好？」這幾乎是每位家長在離開門診前都會提出的問題。爸媽之所以這麼問，多半是因為看到了某些宣稱能促進長高的保健食品，或是從親友口中，聽說了某種神奇的長高藥方，正猶豫要不要讓孩子嘗試。

長高保健食品的特色

大多數標榜可以讓孩子長高的保健食品，無論是在廣告文案中直接陳述或間接暗示，都利用了人們互相比較的心態，同時，強調成長時間有限，使父母下單購買。然而，我得指出一個殘酷的事實，任何明示或暗示能促進長高的保健食品，絕大多數達不到爸媽補充時的期望。據我觀察，這些標榜能促進長高的偏方，在廣告上，往往可以觀察到以下幾個特性：

特性 1　營造急迫感

強調「孩子的成長只有一次」，明示或暗示其產品具有「促進長高」的效果。在時間的壓力之下，父母往往就會購買讓孩子嘗試。

特性 2　價格昂貴

價格讓人「有感」，利用了一般民眾「價格等於價值」的刻板印象，讓人誤以為高價的產品就是品質與成效的保證。

特性 3　偽專家推薦

最讓人害怕的就是「披著白袍的偽專家」推薦或背書。對於爸媽來說，一件白袍披在身上，信任感便大大提升，但是其經歷與學術背景，可能跟兒童成長領域甚至兒科領域八竿子打不著。

補充保健食品，加分還是扣分？

身為父母，我們都很想為孩子的成長再多做些什麼，面對保健食品時，「想要做點什麼」的心態不是壞事，但重點不在「做」而在「想」，我們該做的，不是趕緊買保健食品給孩子吃，等待保健品產生長高的神效；而是要更全面的思考，吃了保健食品，幫孩子補進去的，到底是營養？還是風險？面對人工製造的保健食品，至少需要考慮三種風險。

風險1 產品的安全性

面對一個必須長期進到孩子身體裡的物質，無論是藥品、補品、保健食品，都需要嚴格的把關，以免不好的影響日積月累，對孩子身體造成了傷害。門診中常有家長詢問，有沒有什麼食物不能吃？相較於偶爾吃一次的食物，天天被孩子吃進去的保健食品與補品，才是最需要留意的。老天爺為我們創造的天然食物往往不會出錯，但人造的食品與保健品，製造過程並非掌握在自己手中，若遇到不肖或粗心的廠商，品管沒有做好，那麼等於是天天在餵孩子吃毒，得不償失。

風險2 損失機會成本

身高的成長只有一次，時間過了，就不會再回來了。因此，我們沒有太多嘗試錯誤的機會。任何標榜促進身高成長的保健食品，最成功的，不是在它的效果，而是在廣告本身，讓消費者誤以為吃了「某個東西」，就可以產生「某種神效」。老實說，在觀念正確的前提下，使用保健食品倒也沒什麼不好，但如果被廣告洗腦，以為讓孩子吃吃保健食品，就覺得有盡力了，而忽略了真正重要的健康習慣「均衡的飲食，適度的運動，充足的睡眠」那就太可惜了。

吃保健食品如同加油，不同車款該加多少油，加哪種油，都不能隨便！假如油箱滿了，還繼續加油，甚至加錯的油，難保行進時不會出狀況。同理，每個孩子的飲食和生活習慣都不同，可能這個孩子愛喝牛奶、那個孩子偏好蔬菜多一點，保健食品將特定元素濃縮，小小一顆被認為有大大的效果，可是如果孩子不缺該種營養素，或原本該種營養素已經超標了，再加上保健食品，會不會補過頭了呢？

我認為，要先知道孩子到底缺什麼再來補，為了避免補的力道過猛，也應從天然的食物著手。倘若真的得使用保健食品來補充，也建議先由醫師或營養師等專業人士來幫孩子分析營養狀況，以免補到不適合的營養素。

神奇轉骨方，該不該吃？

另一個對家長具有超強吸引力的，就是中醫的「轉骨方」了。相較於保健「食品」，轉骨方在一般人的想像中，更近似於「藥品」，因此，用於促進身高成長，往往被家長賦予了更多的期待。

★ 轉骨方應與時俱進、因地制宜

不過，家長不知道的是，所謂的轉骨方，其實是近半世紀以來台灣民間獨有的說法。嚴格說起來，轉骨方不單只是為了促進身高成長，而是為了因應兒童過渡到青少年與成人階段時，其腸胃吸收狀況、體型與心智乃至於內分泌均產生劇烈變動時，所產生的輔助療法。

坊間許多「不需經過專業中醫師開立」就能買到的「開胃健脾、補腎填精」轉骨方，例如：廣告中的轉大人配方、藥材行兜售的私傳秘方，比較接近所謂的「成藥」。現代孩童體質與狀況多變，一帖固定的秘方，絕對不可能適用於所有的孩子！

過去與現代孩子的差異

過去

- 營養不足
- 各種呼吸道、腸胃道感染性疾病
- 勞動、活動量大
- 多數兒童成長期較長

現在

- 營養過剩與失衡
- 各種過敏性疾病（氣喘、過敏性鼻炎、異位性皮膚炎等）
- 久坐 3C 不離身，活動量不足
- 提早發育性早熟比例增

在一次學術研討會中，許多學者提及，數名孩子因為吃了坊間來路不明的轉骨方，反而過早發育導致成長期提早結束，最終身高不理想。一起參加會議的中醫師更是忿忿不平的說：「沒有經過中醫師當面評估所開立的藥方，根本稱不上是中藥！」所謂中藥，是由專業的中醫師親自評估過孩子後，依據孩子的體質與現況所開立的處方。

重點！ **關於轉骨方，分享一個結論：任何號稱可幫助「轉骨」的秘方，如果不是中醫師親自評估孩子的體質後所開立的專屬藥方，全都不要吃！長期需要進到孩子身體裡的藥材或食補等，務必找合格且專業的中醫師把關！**

健康生活，比補充保健食品有效！

處理問題的第一步，就是面對問題！我想，當孩子的成長不如預期，應該先從孩子生活的層面去檢視，營養是否均衡？運動量是不是充足？會不會太晚入睡了？營養、運動、睡眠，才是順利成長的基石，想靠長高產品來讓身高更好，往往會讓人失望，又錯失了建立良好生活習慣的時間。

如果還是很想要為孩子「補充」些什麼，我的建議是：找一位能「看見本人」，能親自與爸媽面對面的專家諮詢吧！例如：擁有醫護背景，通過國家考試，領有執照的醫師、營養師等。至於坊間長高產品找來代言或協助推薦的專家，往往只出現在文案或包裝上，這些被我稱作「看不見本人」的專家，自然不能期望他為孩子的成長負起多大的責任。

「可是，朋友的孩子真的吃了 OO 產品後，一年長高了 10 公分耶！」關於這類補充保健品後迅速長高的故事，真相往往是：孩子本來就要抽高了，和補品與保健食品，沒有太大的關係。保健食品，只是剛好搭上了孩子要長高的順風車罷了！

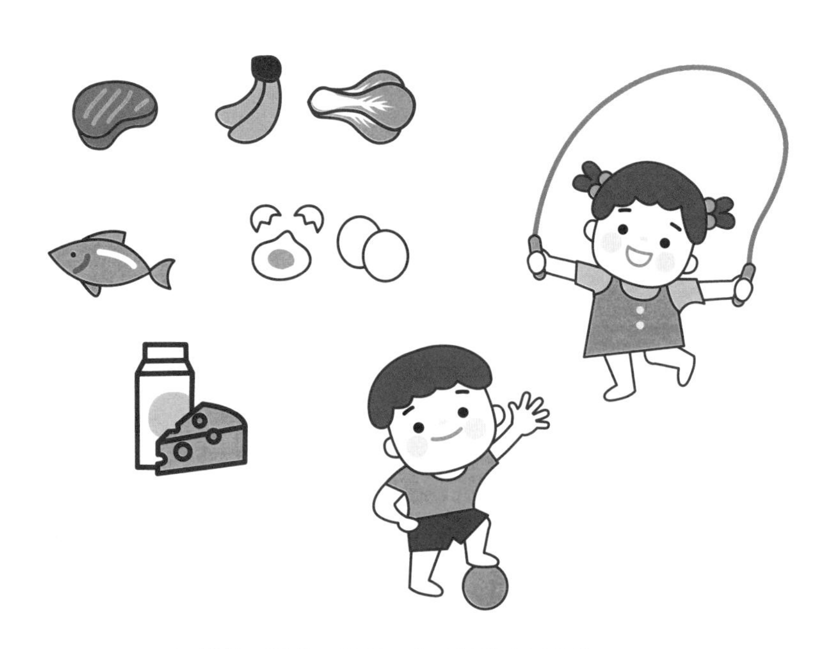

▶ 營養、運動、睡眠，才是順利成長的基石。

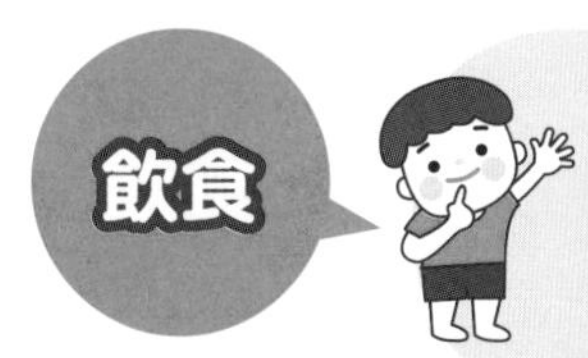

幫助成長三劍客：鈣、維生素 D、鋅

在門診，當爸媽聊到幫孩子補充營養素的話題時，往往會出現幾種狀況：補過頭了；又或是誤以為補了沒用；更多的，則是不知道要補。針對想長高的孩子，在均衡飲食的原則之下，需要特別再留意的營養素有三種，分別是：鈣、維生素 D、鋅，我稱之為「長高三劍客」！

第 1 劍客 鈣

鈣質對於兒童的成長至關重要，不僅是構成骨骼的重要礦物質，身體內各種肌肉的運作，舉凡肌肉的收縮，心臟的穩定跳動，都會使用到鈣這個元素。兒童在成長發育期，特別是青少年時，正是人體最容易累積骨本的時機，成年後骨骼中的鈣質便會隨著年紀而不斷流失，因此，在成長發育的階段，攝取足夠的鈣質，是順利成長的基石。

★ 補鈣對長高沒用？還有必要補嗎？

鈣質，攸關著心臟的正常跳動，當血液中鈣質不足時，身體會透過內分泌系統，讓骨骼中的鈣質釋出，維持血液中鈣質的濃度。經過統計，鈣質是全台灣人最缺乏的礦物質！以 7 ～ 18 歲之間的兒童與青少年為例，將近 100％的學童鈣質攝取不足，許多孩子攝取的鈣質，不到建議攝取量的一半。想像一下，若用放大鏡去看孩子的骨骼，會發現：因為鈣質攝取不足，每個孩子的身體裡，彷彿都有著一具怪手，在「挖鑿」孩子的骨質，吃進去的鈣不夠，身體只好挖骨頭裡的鈣來補……

醫學研究發現，補鈣對身高沒有直接幫助，因此，有不少家長認為不用補鈣。然而，國人攝取的鈣質量不足，卻是鐵一般的事實，鈣質是構成骨骼最重要的礦物質，就像是蓋大樓需要用到的水泥，若水泥不足，要怎麼蓋出摩天大樓呢？梁柱千瘡百孔，又怎麼會穩固呢？因此，關於鈣質補充，我的想法是：「不僅要補，還要花點心思來補。」

兒童補鈣怎麼吃？

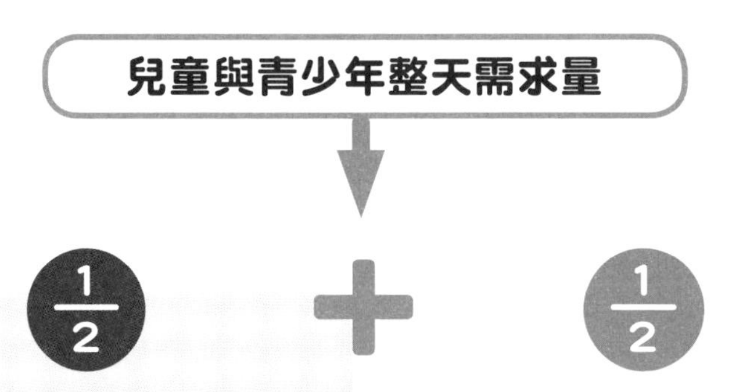

每天早、晚 1 杯鮮奶

= 240 毫升 X 2
= 1 個馬克杯 X 2
=最小盒利樂包裝鮮乳 X 2

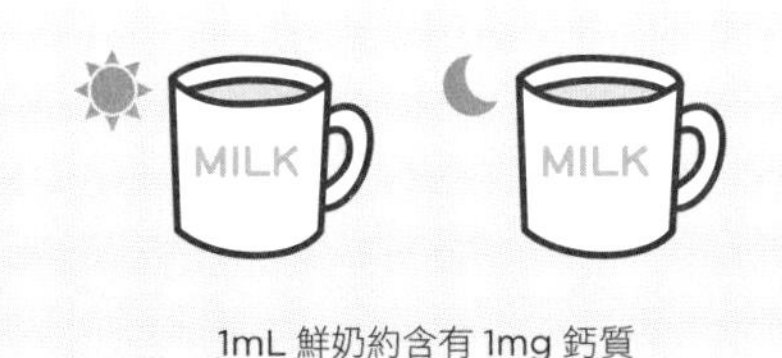

1mL 鮮奶約含有 1mg 鈣質

三餐、點心＋高鈣食物

如豆干、豆腐、深綠色蔬菜、小魚干、黑芝麻、魩仔魚、海苔、海帶

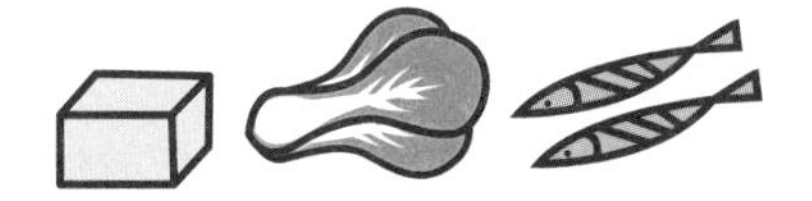

★ 正確吃！〉〉高鈣食物總評

市面上鈣質保健食品琳瑯滿目，光是成分就有：碳酸鈣、磷酸鈣、檸檬酸鈣、乳酸鈣等，而各種鈣片的鈣含量與吸收率各有千秋，到底怎麼選擇？我想，先把保健食品忘掉吧！花點心思在食物的選擇上，補鈣，就應該從真正的食物中來補！「有意識的」在孩子的三餐或點心中，再加入一些高鈣食物。以下，是常見的高鈣食物及我的食用建議。

高鈣食物1
各式乳製品

▶▶ **鮮奶、沖泡用的奶粉、保久乳、起司、優格**

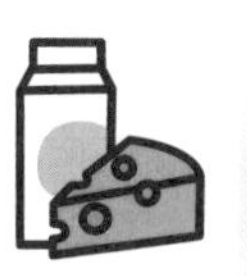

準備方便，適合安排在早餐或孩子的點心時段。

有乳醣不耐症的孩子，喝了牛奶若感到腸胃不適，可以先從少量乳製品開始嘗試，避免一次讓腸胃承受過大的負擔。或者，直接選擇起司、優格或優酪乳這一類「發酵」過的乳製品。在發酵的過程中，乳酸菌已經將乳醣做過初步處理，能減少乳醣不耐的症狀。

高鈣食物2
黃豆製品

▶▶ **豆干、傳統豆腐、傳統豆花**

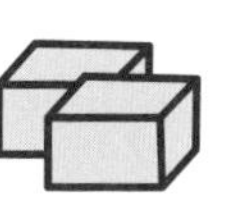

豆類是優質的蛋白質來源，豆製品也能提供豐富的鈣質，很適合入菜，或單純當作一道菜餚。在豆腐的選擇上，豆干與傳統豆腐是較佳的鈣質補充來源，嫩豆腐則因為製造方式與傳統豆腐不同，鈣含量少得多。若想在點心時間幫孩子補鈣，傳統豆花也是不錯的選擇。

高鈣食物3
蔬菜類

▶▶ **綠蘆筍、九層塔、菠菜、芥藍菜、小白菜、青江菜、地瓜葉**

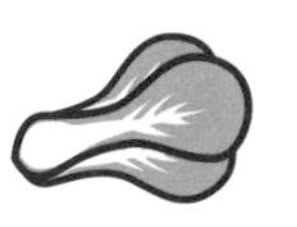

深綠色的蔬菜也含有豐富的鈣質。然而，葉菜類因為含有膳食纖維、草酸，會略為影響到鈣質的吸收，所以不建議單以蔬菜作為鈣質補充的來源。儘管如此，一天三餐若能選擇上述幾種蔬菜烹調，積少成多，累積下來補充到身體裡的鈣質也是很可觀的！

高鈣食物4
小兵立大功類

▶▶ **小魚干、黑芝麻、魩仔魚、海苔、海帶**

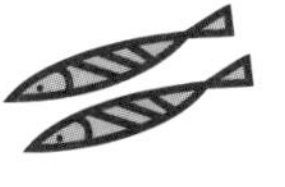

這些食物的鈣質含量都非常高，以小魚干來說，每 100 公克的小魚干就有約 2200mg 的鈣質，將近是一杯鮮奶的 10 倍，至於黑芝麻，每 100 公克就有約 1400mg 的鈣質。少少的量就有豐富的鈣質，所以，被我稱作小兵立大功類的補鈣食物。然而，無論是小魚干或黑芝麻，都不可能一次單吃到 100 公克，所以這些食物更適合拿來加入菜餚或點心，當作正餐之外的點綴，花點小巧思，就能得到大大的回報。

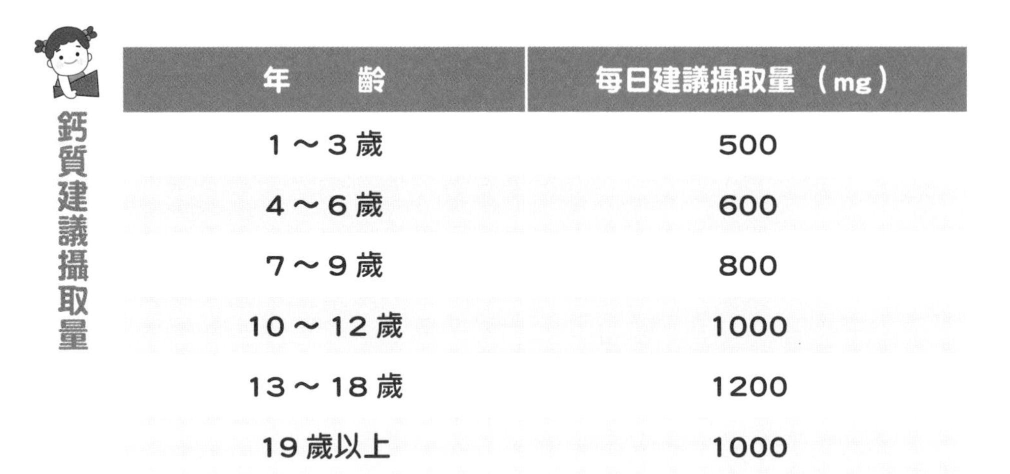

鈣質建議攝取量

年　　齡	每日建議攝取量（mg）
1～3 歲	500
4～6 歲	600
7～9 歲	800
10～12 歲	1000
13～18 歲	1200
19 歲以上	1000

第2劍客 維生素 D

在孩子成長的過程中，爸媽常被各式營養保健食品的廣告轟炸，一種「應該要花錢額外補充些什麼」的感覺難免在心底油然而生。我認為，如果要花錢，就應該花在刀口上，把錢花在維生素 D 的補充上，大概不會錯。畢竟，這是全台灣大人、小孩、老人最缺乏也最容易被忽略的營養素。

★ 維生素 D 和長高有什麼關係？該怎麼補？

維生素 D 可以幫助腸道吸收鈣質。在維生素 D 不足時，鈣質在腸道的吸收率僅有 15%左右，而在維生素 D 充足的狀況下，則可以達到 30%以上，也就是說，維生素 D 可以讓身體吸收鈣質的能力加倍！

此外，維生素 D 參與了骨骼生長板上軟骨細胞的成長與分裂，而生長板是孩子身高成長的關鍵組織，有充足的維生素 D，孩子長高的過程也會更加順利！更重要的是，人體內有至少 30 種組織會使用到維生素 D，因此，維生素 D 也被認為跟整體健康有關，近年的研究發現，維生素 D 在氣喘的控制與癌症的預防上，都扮演著重要的角色，甚至能強化孩子的免疫功能。新冠疫情期間，染疫後的美國總統，其處方中就包含了維生素 D，作為治療上的輔助。

當體內維生素 D 不足，鈣質便無法被身體順利吸收，進而導致骨骼硬度下降，醫學上稱為「佝僂症」，患者會出現 O 型腿，下肢變形等症狀，更嚴重者，甚至會有不可逆的身材矮小。在青春期，身高快速成長的青少年，更需要足量的維生素 D 來維持骨骼的健康。

維生素 D 缺乏早已是現代人的通病。因為人體內大多數的維生素 D 是由皮膚在充足日曬的情況下製造出來的。然而，現代孩子大多時間都在室內活動，無法獲得足夠的陽光照射，導致無法生成足量的維生素 D。

★ 正確吃！〉〉維生素 D 食物總評

以我門診的經驗來看，十個孩子抽血檢驗維生素 D，有九個孩子維生素 D 都不夠，唯一一個維生素 D 充足的孩子，則是平常就有額外補充的習慣。因此，我認為，唯一需要「額外」補充的營養素，就是維生素 D 了！

1 高 D 食物
乾香菇、雞蛋及富含油脂的魚類

▶▶ 鮭魚、鯖魚、秋刀魚、比目魚

在天然的食物方面，香菇經過日曬後，維生素 D 的含量也會上升；平常隨手可得的雞蛋，一顆大約有 40 IU 的維生素 D，此外，富含油脂的魚類，例如：鮭魚、鯖魚、秋刀魚、比目魚，都含有豐富的維生素 D。然而，含有維生素 D 的食物，平時又容易取得的，差不多也就只有這些了。

2 高 D 食品
維生素 D 保健食品

▶▶ 保健食品

食物中的來源不多，現代人日曬又不足，這就是為何我會認為維生素 D 需要額外補充的原因。至於該怎麼挑選維生素 D 的保健食品呢？我建議，成分越單純的越好，因為單純只含維生素 D 的保健食品，在維生素 D 的劑量調整上較好掌握。

市面上各種維生素 D 保健食品不勝枚舉，價格落差也很大，其價格主要反映了包裝、行銷、原料、與取得驗證標章的成本，至於主角：維生素 D，對於人體而言，不至於有太大的差別。唯一比較讓人有感的差別，則是維生素 D 的形式，液體狀的滴劑形式，方便嬰幼兒食用，錠劑的形式則較好攜帶。

特別需要注意的是，維生素 D 屬於脂溶性維生素，飯後補充，隨著飲食中的油脂一起進入腸道後，吸收效率最好；有些爸媽會直接將滴劑加入孩子的食物中，比較不會讓孩子有「吃藥」的感覺，倒也是不錯的方法！

正確吃！

台灣兒科醫學會建議接受母乳哺育的寶寶，至少每天需要額外補充 400 IU 的維生素 D，以免骨骼發育不良，產生「佝僂症」。美國國家衛生院也提到，1 歲以上的孩子，每天至少要從飲食中攝取 600IU 的維生素 D。

關於台灣市面上可買到的維生素 D 補充品，大多以 400IU 或 800IU 為一個單位（例如：滴劑一滴 400IU，或錠劑一顆 800IU），而正值成長發育的青少年，因其生理需求，更可以額外補充，我認為一天補充到 1600IU 也無妨，只要注意每天補充的上限不要超過 2000IU 就可以了。

3 高 D 生活 充足日曬

▶▶ 日照

除了透過飲食與營養品額外補充之外，充足的日曬也是補充維生素 D 的方式之一。在日照較強的時段，例如上午 10 點到下午 3 點之間，日曬 10～15 分鐘，每週 4 次，也可以獲得充足的維生素 D。

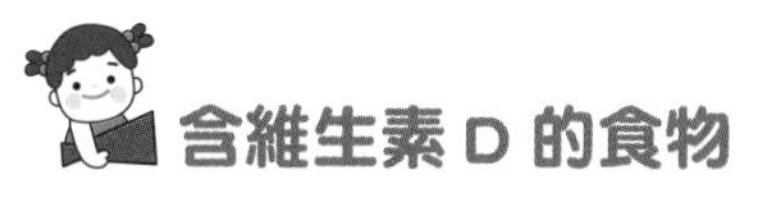

含維生素 D 的食物

名　　稱	一份的重量或份量	一份約可補多少 D（IU）
鮭魚	85 克	500 ～ 600
鯖魚	85 克	300 ～ 400
洋菇	1／2 碗	300 ～ 400
鯛魚（吳郭魚）	100 克	120 ～ 150
雞蛋	1 顆	40 ～ 60

第3劍客 鋅

在兒童成長領域，鋅，是近年來特別受到家長和醫界關注的微量元素。鋅是身體細胞分化和成長的必要元素之一，細胞一個分裂成兩個、兩個分裂成四個，都得仰賴鋅的參與。除此之外，鋅也是細胞內荷爾蒙接受器的一部分，就好像是一台「翻譯機」中的重要零件，協助細胞接收其他器官分泌的荷爾蒙，翻譯來自於其他細胞的訊息，執行各種工作。

人體分泌的生長激素，也必須由生長激素接受器「翻譯」之後，細胞才會啟動後續一系列的合成效應，在這個過程中，鋅就扮演了不可或缺的角色。

★ 鋅可以幫助長高？吃多少才夠？

科學家在動物實驗上發現，若鋅攝取不足，可能導致骨骼成長發育受阻，而醫學研究也證實，針對缺鋅的孩子，適量補充鋅，有助於孩子身高與體重的增加。國內的研究顯示，血液中鋅濃度偏低的孩子，補充適量的鋅之後，不僅身高長得比較好，孩子的味覺也更加敏銳，更能感受到食物的滋味，進而胃口變好，願意吃更多的東西，嘗試更多種類的食物。

鋅建議攝取量

年　齡	攝取量（毫克／天）男	女	攝取上限
0～12月	5		7
1～3歲	5		9
4～6歲	5		11
7～9歲	8		15
10～12歲	10		22
13～15歲	15	12	29
15歲以上	15	12	35

含鋅食物

名　稱	可補充多少鋅（mg）
豬腳	18.2
牡蠣	15.5
豬肝	8.8
板腱牛	7.4
小魚干	6.4
腰果	5.6
雞蛋黃	4.2
糙米	2.3

（每100g可食部分）

★ 正確吃！〉〉含鋅食物總評

依我的臨床經驗，缺鋅的孩子，大多伴有飲食不均衡的問題，尤其是幼年的孩子，因為挑食加上食量少，是缺鋅的高危險群。面對這樣的孩子，爸媽更應該讓孩子嘗試多樣化的飲食，循序漸進的讓孩子認識各種食物，非不得已，醫師才會給予鋅錠補充。

高鋅食物
牡蠣、肉類、雞蛋、堅果種子類

牡蠣，就是俗稱的蚵仔，屬於高鋅食物。此外，「四隻腳在地上走的」像是牛、豬、羊，其肉類都含有豐富的鋅。平常容易取得的雞蛋，含鋅量也不俗，正值青春期的孩子，一天吃兩顆雞蛋，就能滿足整日所需的 1／3。此外，南瓜子和腰果的含鋅量也不少，很適合作為孩子的點心。

爸媽在作飲食規劃時，可以每餐準備一份肉類，輔以雞蛋料理，偶爾烹煮薑絲蚵仔湯。在正餐之外，準備一小包腰果給孩子當零嘴，肚子餓時可以解解饞，如此一來，孩子就能攝取到充足的鋅。

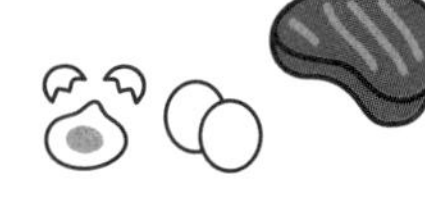

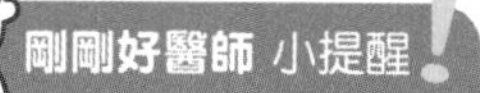

既然長高三劍客對於身高成長這麼重要，為什麼不乾脆透過保健食品來補？畢竟錠劑、滴劑、粉劑，少少的體積，充足的營養素，配水一喝，即可滿足一天所需，方便又快速，何樂而不為？

事實上，吃保健食品，就好像是幫身體報名「短期衝刺補習班」，分數提高了，可是孩子不可能單單靠著補習班，就能適應瞬息萬變的社會。況且，人存在於地球上，老天爺早就準備好了我們所需要的一切，依照均衡飲食的原則，從天然的食物中攝取需要的營養素，才是營養不均的終極解方，也才能夠將「健康」，這份最珍貴的禮物傳給下一代！

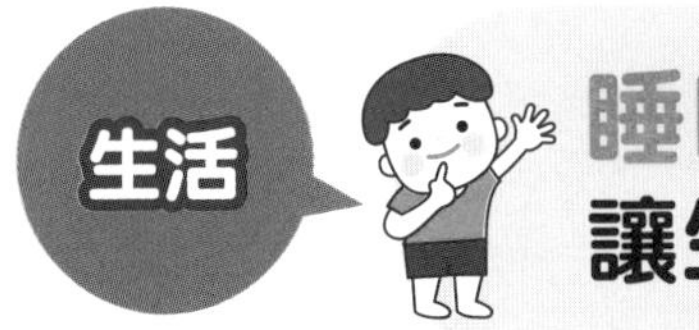

睡眠 讓生長激素每天都增加 10 倍

如果真的要我舉出一件，對長高最有效益，做起來又最輕鬆的事情，那絕對是「睡覺」了！大多數的家長，都希望孩子高人一等，也或多或少知道，早睡對於長高的重要性，但鮮少人意識到晚睡對於身高的傷害。

台灣的學生課業繁重，家長工時長，常常全家人回家，吃飯、洗澡、寫功課、處理家務後時間就不早了。加上當今的孩子們，全都是數位世代的原住民，平板電腦、智慧型手機、智慧型手錶的螢幕，各式會發出光線干擾睡眠的數位產品早已深入孩子們的生活，因此，孩子的睡眠，在當代，成了一件要好好規劃的事情。

好好睡一覺，一天之中最重要的大事

讓孩子長高的生長激素，平時在血液中的濃度很低，一天之中，生長激素分泌量最多，分泌時間最久的時段，就是深夜大家睡覺的時候了。研究發現，人類的睡眠分成數個階段，進入了深層睡眠後，協助孩子長高的生長激素便會大幅上升，上升的幅度是白天孩子清醒時的 4 ～ 10 倍以上，持續的時間也最長，至少 90 分鐘以上。隨著睡眠時數拉長，這波生長激素的高峰在孩子整晚的睡眠期間便不斷出現，一波接著一波，像是陣雨一樣，灌溉著孩子這株幼苗，刺激孩子的成長。

爸媽可以把孩子的睡眠想像成是「身體的另一份工作」，夜深人靜時，正是孩子的身體準備「大興土木」的時刻，光是睡眠時所分泌的生長激素，就占了整天的 60 ～ 70％以上，也就是說，當孩子一天沒睡好、沒睡對，那麼很有可能那一天為了長高所做的努力：積極運動、均衡飲食、營養補充等，全都會付諸流水、白費力氣。

充足且及時的睡眠，孩子才能長得高

想長高，充足而「及時」的睡眠，絕對是一整天之中，最最重要的大事！人體生長激素的分泌有其晝夜節律，在熟睡的狀態下，大約會在晚上11點達到分泌的高峰，因此，我們的目標很簡單，就是要讓孩子在晚上11點前進入熟睡的階段！那麼到底要何時開始準備入睡呢？我的建議是：晚上9點至10點就是最佳的入睡時間。

該幾點睡？ 為了迎接晚間11點這波生長激素的高峰，9點就可以開始進行睡眠的準備了，讓孩子到床上，聽聽床邊故事，和爸媽聊聊天，抱抱心愛的玩偶或安撫被巾。提早準備，才能安安穩穩的入睡，也才能在11點前進入熟睡的狀態。

該睡多久？ 學齡的孩子至少需要睡足9小時以上。若以我建議的入睡時間晚上10點來計算，要睡滿9小時，至少要睡到早上7點才夠。入睡時間點太晚，不僅有可能會錯過生長激素分泌的高峰，也會因睡眠時數不足，使得孩子無法在睡眠階段拿到足量的生長激素，進而影響身高的成長。儘管有時孩子課業異常繁重，甚至得犧牲睡眠時間寫作業或準備考試，但在成年之前，睡眠時數最少最少也不該少於7小時。

每個年齡層的睡眠時數需求

《美國國家睡眠基金會》建議

年紀／階段	睡眠時數
3～5歲／學齡前幼兒	須睡滿10～13小時
6～13歲／國小學童	須睡滿9～11小時
14～17歲／青少年	應該睡足8～10小時

睡眠習慣不良，導致生長激素曠職

傳統歌謠「嬰仔嬰嬰睏，一暝大一吋」不是沒有道理的。對正在成長發育的嬰幼兒與孩童來說，「睡眠」是身體每日的「工作」，而且這份工作，是孩子身體所設定的「第一要務」。若孩子有熬夜通宵或長期晚睡這兩二大睡眠壞習慣，將導致生長激素在長高上曠職。

壞習慣1 熬夜通宵

醫學研究報告顯示，生長激素的分泌與深層睡眠有很強烈的相關性，當人體未能進入深層睡眠，生長激素應有的分泌量也將大幅下降。原本隨著入睡而大幅上升10倍的生長激素，將會完全消失。

當孩子整晚都沒有睡覺，也就意味著，孩子那一天的身體，在長高上停滯不前。爸媽應該都很有印象，準備升學大考時，老師常常會在黑板上寫上明確的倒數日數，告訴大家還有幾天就要面臨考試了，因此，大家便會上緊發條，把握住每一天，推進讀書與複習的進度，孩子的成長就如同大考倒數100天一樣，總有一天會結束，孩子整晚熬夜未眠，正如同整天的讀書計畫都未確實執行，荒廢度日，錯失了每天最容易長高的機會。

睡眠剝奪導致生長激素分泌下降

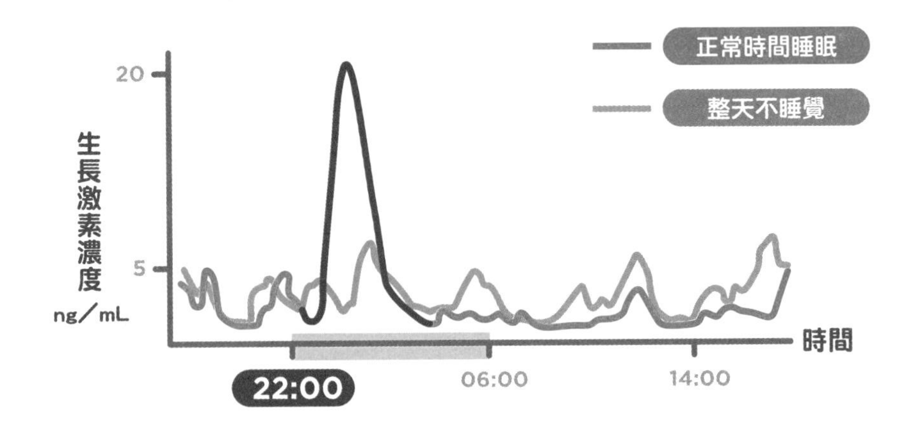

晚一點睡難道不行嗎？當然不行！曾有學者研究，當夜間睡眠的時間被推遲，生長激素的分泌高峰會下降至原本的1／4，我們前面曾提到，生長激素是一波接著一波分泌的，這一波又一波的生長激素就像海浪一般，不斷的刺激著骨骼上的生長板，讓身高成長。如果說早睡產生的生長激素是大海嘯，那麼晚睡時，身體分泌的生長激素就只是小水波，對長高可能起不了多大的作用。

長高最大的戰場，不在球場，而在床上

你一定聽說過，打籃球對於長高特別有用；也可能聽說過，要吃所謂的「轉大人」、要補鈣、要補一堆讓人眼花撩亂的保健食品，才能讓孩子長得又高又壯。但是，想讓孩子充分發揮長高的實力，最重要的戰場，不在球場上，也不在餐桌上，更不在那些要額外補充的瓶瓶罐罐裡，而是在孩子自己的床上。

★ 睡覺長高法，省時省力又省錢

好好睡覺，一直是我認為最省時、省力、省錢的長高方法。不需逼迫孩子運動，也不必比較保健食品優缺，更不用煩惱偏挑食的問題，總而言之，想讓孩子長的好，睡好，就對了！

而且，孩子睡覺的時候，其實正在賺大錢喔！根據統計，若使用生長激素治療三年，藥費就高達近百萬元。對於健康的孩子來說，想讓身體獲得充足的生長激素，根本不必額外花錢，因為在深層睡眠時，身體本來就會分泌大量的生長激素啊！與其額外購買生長激素來注射，不如設法讓孩子好好養成睡眠的習慣，「打進去」的生長激素所費不貲，「睡出來」的生長激素天然又免費，設法讓孩子擁有「百萬級」的優質睡眠，才是爸媽要努力的方向。

★ 用「睡覺長高交通時刻表」提醒孩子早睡

最後，分享我跟孩子溝通的「睡覺長高交通時刻表」：每天都有一班長高交通工具，載著你前往長高的目的地。晚上 9 上床，可以搭上飛機；9 點半上床也不差，可以搭到高鐵；10 點上床，則可以搭到最親民的公車；如果 10 點半才上床，那麼就只能靠最慢的雙腳步行來長高囉！至於 11 點後才上床，就只能原地踏步了。你今天搭上長高列車了嗎？

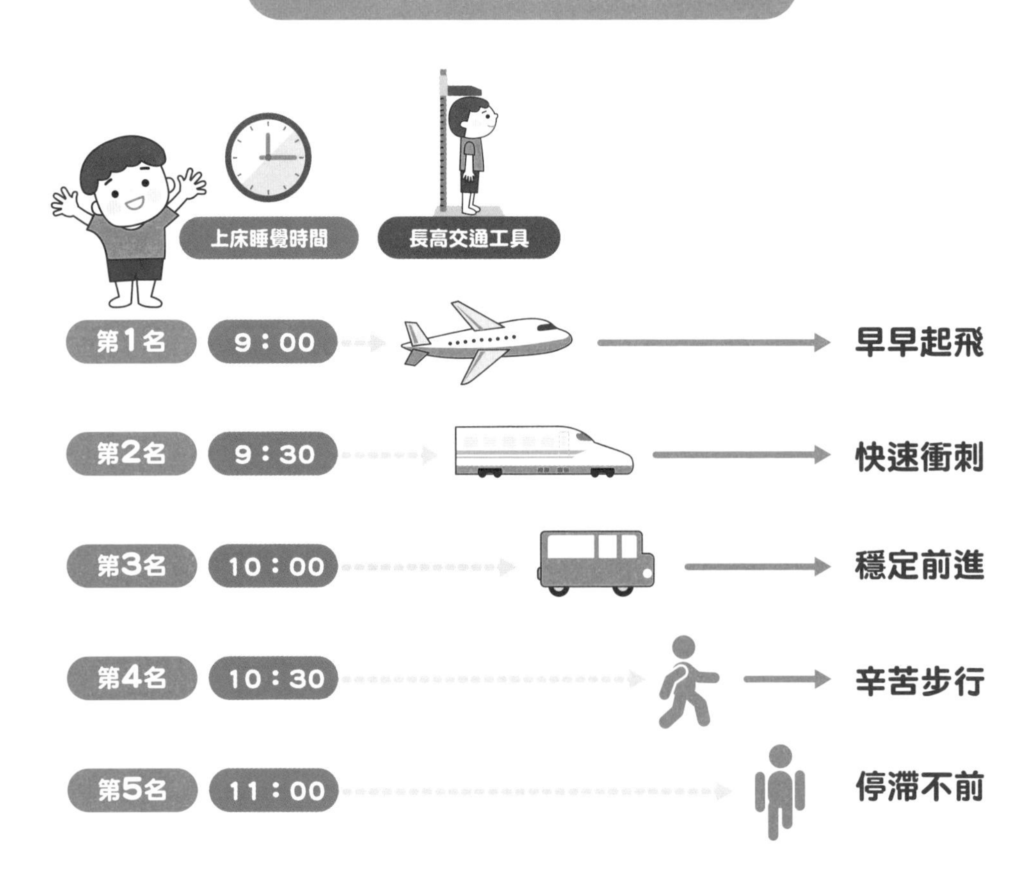

三招讓孩子好好睡覺
睡好、睡飽

「要孩子好好睡覺，好像就要他的命一樣」家長抱怨，到了入睡時間，就像是一場戰爭，孩子能拖就拖，最後的結果，往往是孩子鬧脾氣，或是爸媽其中一方忍不住大發雷霆，兩敗俱傷，孩子累了，才終於沉沉睡去。

如何結束與孩子的睡眠戰爭？

我曾在門診做過一項問卷調查，「有沒有什麼事情是想要醫師提醒孩子的呢？」結果，居然有1／3的爸媽填寫「早睡」。國外的研究也發現，接近30%的孩子有入睡困難的問題，由此可見，睡與不睡的戰爭，不單是台灣家長的專利。

為了不要讓睡眠的戰爭延燒到最需要生長激素的青春期，如果孩子有晚睡的問題，那麼越早開始調整越好。因為，不同的年紀，難度也不同，尤其是隨著孩子升上中高年級，有了自己的社交圈，加上繁重的課業以及逐漸發展出來的自主意識，想要調整孩子的睡眠習慣勢必會難上加難。

如何幫助孩子順利的入睡，進而一夜好眠，各國與睡眠有關的學術組織，都曾提出過具體的解決方式，這些解決方式，不外乎三大準則：環境控制、行為引導、循序漸進。

幫助睡眠 3 準則

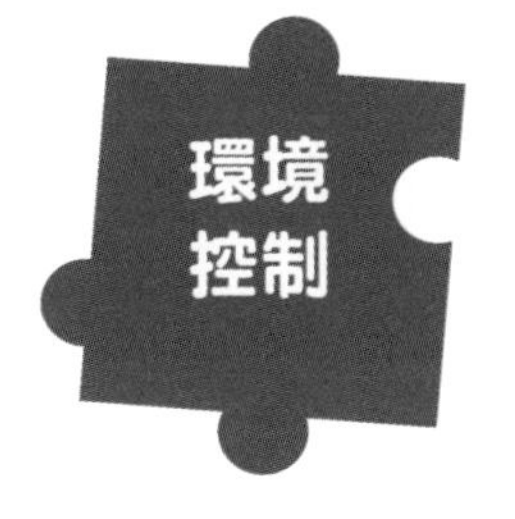

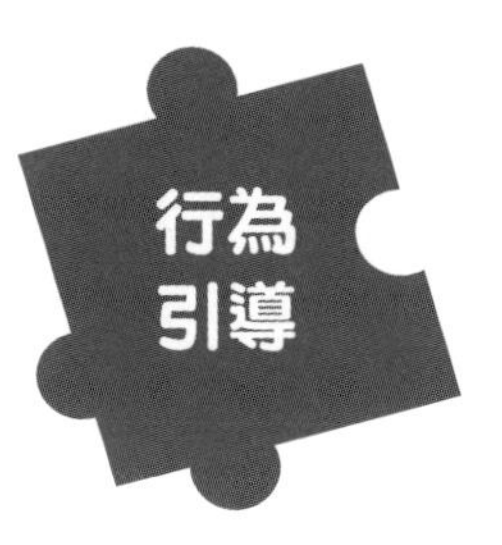

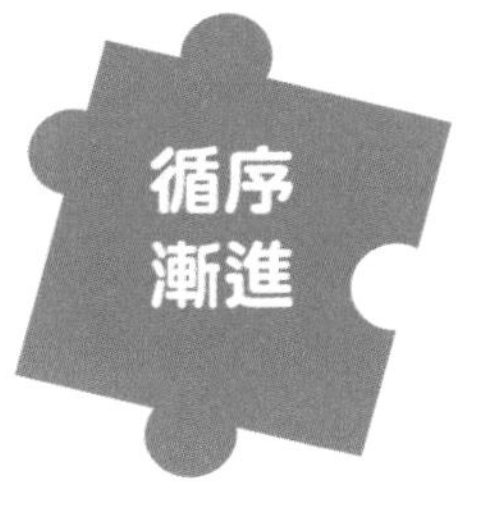

準則 1 環境控制 〉〉
以床鋪為圓心，創造助眠環境

營造舒適的入睡環境，讓床鋪單純用於睡眠，是可以透過環境控制達成的。對於小一點的孩子，這一步最容易，因為絕大多數的入睡環境，是大人決定的；對於大一點的孩子，因為我們的焦點放在「環境」而非孩子「本人」，自然能避開爭執與對抗，甚至還可邀請孩子一起來創造適合的睡眠環境，參與讓自己順利入睡的過程。整體的順序和心法，可以這麼做：以睡床為圓心，將空間調整成為「助眠環境」。

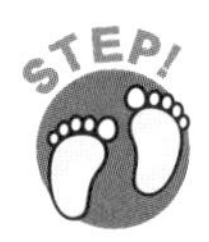

助眠環境調整步驟：

STEP 1 床鋪 **當創造了無聊的環境，孩子就不會認為睡著會錯過什麼趣事，而願意乖乖上床睡覺。**

- 最重要的是：床鋪上只擺放寢具，如枕頭、棉被、床單；也放上能提供「睡眠暗示」的物件，如孩子喜歡的安撫小物、小被單、抱著入睡的玩偶。不要放置其他容易分散注意力的玩具；同時跟孩子約定好，在床鋪上只能進行睡眠或睡前儀式，遊戲、玩樂，都應遠離睡床。

- 往外延伸，創造適合引導入睡的空間，例如：房間內只留一盞小夜燈，或乾脆將燈關至全暗，阻絕所有的「環境提示」。

- 若家中空間充足，可將睡眠區域（寢室）與學習區域（讀書）安排在不同房間，若空間不足，最重要的原則為：避免孩子房間中用來念書、玩樂和睡眠的區域互相干擾。若床上常常散置著書籍與玩具，睡床就間接被賦予了閱讀及玩樂功能。年幼的孩子當然無法抗拒床上的「玩樂暗示」，當「再玩 5 分鐘」的誘惑出現時，孩子自然不肯乖乖睡覺。孩子的睡床乃至於周邊的空間，應當作「睡眠聖地」來守護，陪孩子讀完睡前故事後，也應該將書籍收好，讓孩子的睡眠環境保持單純。

STEP 2 寢室 **安頓好床鋪，規劃好房間的用途，接著就得設定「數位禁航區」！**

- 和孩子共同約定，將床鋪、睡床周圍甚至是寢室，設定為「數位禁航區」，在禁航區中，不得使用手機、平板、筆記型電腦，也不得放行任何有螢幕的數位裝置。

- 設立嚴格的數位禁航區，有兩層意義。

  1. 避免螢幕發出的藍光干擾內在生物時鐘，研究證實，螢幕藍光確實會影響孩子入睡，入睡前讓眼睛接觸藍光，會讓大腦誤以為還是白天，導致孩子無法入睡。

  2. 數位裝置的各式提醒、推播、通知、訊息，會挾持孩子的注意力，讓漸有睏意的孩子，在入睡路上更為顛簸。

準則2 行為引導 〉〉依入睡時間為原點，往前規劃睡前活動

我們常誤以為睡眠是一個自動化的過程，只要倒頭一躺，睡意便會自動找上門。有些能秒睡的爸媽，甚至會認為睡覺像是一個開關，切到「關」的位置後就能立即入睡。實際上，整個入睡的過程，比較像是調整音量，將音量調整鈕旋轉，聲音漸小，最終靜默。

要讓孩子好好睡上一覺，關鍵不在入睡的那一刻，而在入睡的前一小時。入睡，是要預先「準備」的！從意識到要睡覺到入睡的過程，更像是安排一場旅行，必須精心規劃。當處理好「助眠環境」後，接著我們就要從臥室往外推進，創造更進一步的「助眠儀式」！

理想助眠儀式 3 特性

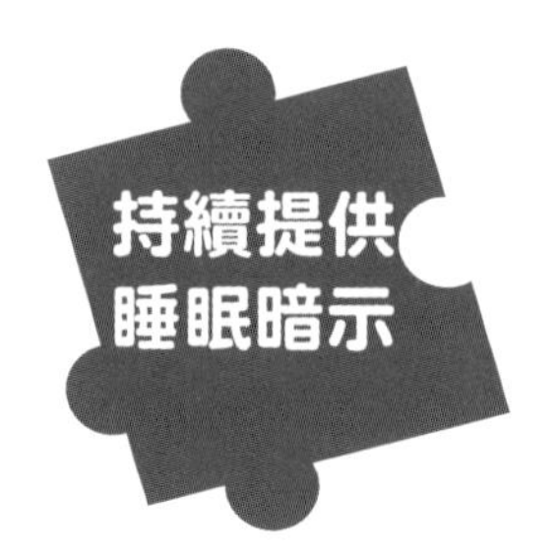

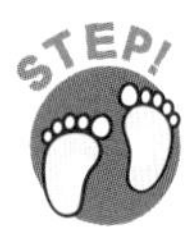

助眠儀式步驟：

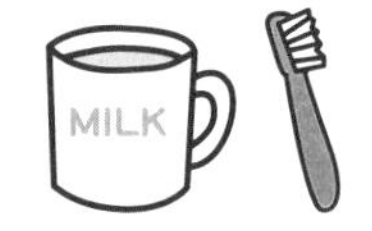

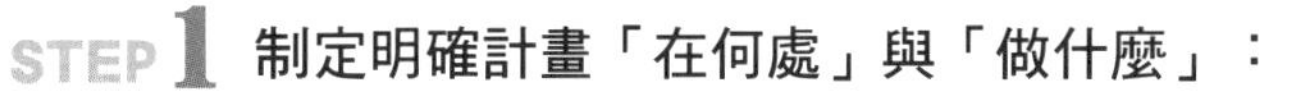

STEP 1 制定明確計畫「在何處」與「做什麼」：

如書桌旁／收拾書包；餐桌／喝熱牛奶；洗手間／刷牙、如廁；寢室／換睡衣；床上／讀故事書。

STEP 2 幫孩子製作「睡前旅途小卡」：

將上個步驟中每個地點的動作，各別繪製在卡片上，並將卡片依照行為的順序，依序排列在家中醒目的地方，透過視覺提示引導孩子規律的進行下一個動作。

STEP 3 增加孩子的參與感：

在執行的過程中，透過睡前旅途小卡，孩子可以意識到目前的睡眠之旅進行到哪個階段，不僅可提升孩子的參與感，也可讓爸媽瞭解孩子究竟在哪個過程中卡關，進而找出解決的方式。像是：到寢室前才發現作業忘了放進書包，必須重新收拾？還是換上了睡衣，才想到要上廁所？

重點！ **助眠儀式可依孩子的狀況微調，不用在每一個步驟上過於糾結，只要把握：和緩而規律，持續提供睡眠暗示，逐步往寢室推進的大原則就可以了。**

★ 5 訣竅讓助眠儀式加分

訣竅1 執行步驟固定

助眠儀式執行的步驟是固定的，不需要耗費腦力思考，因此，有助穩定孩子睡前的情緒，並幫大腦減壓。當大腦不用思考下一步要做什麼時，孩子會開始感覺無聊，甚至會無聊到昏昏欲睡，那就是最佳的助眠儀式了。

訣竅2 喝杯熱牛奶助眠

牛奶中含有充足的鈣質、蛋白質與色胺酸。研究發現，色胺酸的攝取有助於入眠，蛋白質有助於人體的修復與成長，而鈣質則是建構骨骼最重要的原料。睡前喝杯熱牛奶，可獲得充足的營養，配合隨之而來的睡眠，讓身體能更順利的分泌生長激素，刺激身高成長。

訣竅3 避免接觸3C產品

把握睡前黃金1小時，這段時間盡量不要讓孩子的眼睛接觸螢幕；此外，也不宜再閱讀情節豐富或劇情刺激的讀物，以免孩子想快速得知後續情節，左思右想難以入睡。最後，更不該從事會大幅讓心跳加快的運動，如跳繩或跑跳運動。

訣竅4 安排固定運動

爸媽可在早上或下午時幫孩子安排固定的運動，消耗孩子的體力。我們常見到孩子晚上依然電力滿滿不肯睡，這是因為幼兒的身體渴望有充足的活動，如果沒有適時消耗精力，想活動的慾望憋在孩子的身體裡，就會成為無法紓解的壓力影響睡眠品質。

訣竅5 調整起床時間

最後，還可以進一步調整的，就是孩子的起床時間！孩子躺到床上真正進入夢鄉的時間我們無法強求，但一定可以控制的，就是早上孩子的「起床時間」，若孩子在該睡覺的時刻依然活動力滿滿，讓孩子早點起床，也不失為一個好方法。

準則 3 循序漸進 〉〉避免「失敗者暗示」，讓睡意自動找上門

如果我們不斷的著眼於早睡這件事，通常與孩子的睡眠戰爭會以失敗收場。因此，爸媽可以將目光放在「把事情做對」上，最後再來考慮入睡的時間。

當醫師在門診對孩子耳提面命早睡的重要後，全家下定決心將原本晚上 11 點的上床時間立刻提早到 9 點，這樣的改變通常會以失敗告終。因為我們在對抗的，是孩子過去累積了好幾年的習慣，要改變習慣本來就不容易。反覆失敗後，爸媽的心中便接受了「失敗者暗示」：我的孩子，就是沒辦法早睡，我放棄了。與其讓事件演變成如此壯烈的失敗與自我否定，不如每天把握小小的進步與成功。

★ 加強床與睡眠的連結，創造更順暢的睡眠暗示

我給家長的建議是：要讓孩子早睡，著眼點應該先離開「早」，而要先照顧好理想的「睡」，先把事情做對，再來提早時間。例如：先花幾天觀察孩子原本的睡眠習慣，如果孩子本來就習慣晚睡，不妨先暫時放下早睡的執念，至於容易躺在床上翻來覆去難以入眠的孩子，我們甚至還可以刻意讓孩子延後 15 ～ 30 分鐘上床。

「我們都要孩子早睡了，醫生居然說要延後？那孩子不就更晚睡了？」事實上，即使讓孩子早早上床了，還是在床上翻來覆去呀！也不見得早上床就等於早入眠，那麼不如先觀察與記錄孩子的睡眠習慣，等到孩子的睡意累積到一定的程度後再上床，加強睡床鋪與睡眠的連結，創造更順暢而緊密的睡眠暗示。具體的執行方式，可以這麼做。

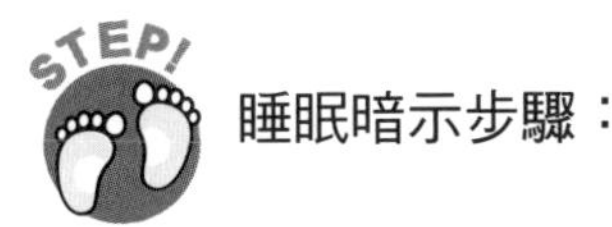

睡眠暗示步驟：

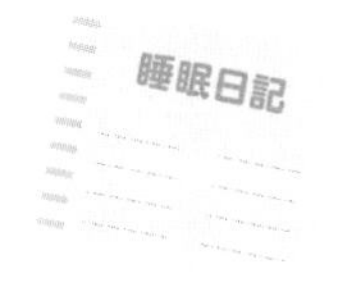

STEP 1 第一階段 先「睡」好，落實並強化助眠儀式

- 準備一本睡眠日記，先花 1 ～ 2 週記錄孩子真正入睡的時間（是的，就是這麼久，急不得），以得到孩子確實的「入睡時間」。
- 在孩子入睡前 30 ～ 45 分鐘，就開始執行「睡前儀式」，如：若孩子習慣晚上 10：45 入睡，那麼 10：00 就開始執行睡前儀式。
- 當孩子連續 5 ～ 7 天都維持大致的入睡時間，且 30 分鐘內即可入睡，床上不會翻來覆去，則表示第一階段完成。

STEP 2 第二階段 再提「早」，逐漸將上床時間提早

- 當孩子幾乎每次都能在上床後 30 分鐘入睡，則可將每週的上床時間提早 15 分鐘。
- 每週最多就提早 15 分鐘，勿躁進，劇烈的變動身體無法適應，很容易前功盡棄。
- 維持一致的入睡與起床時間，即使在週末假日，也一樣得照表操課，任何過度的擾動，都會影響孩子按時入睡的能力。

剛剛好醫師小提醒！

我再提供一個簡化版的方式：首先，和孩子共同約定上床時間（先交由孩子決定，讓孩子先享有主控權）。之後，每天將上床時間提早 5 分鐘，如果遇到週末或假日需放鬆心情，可以不必提早，但也不得延後。如此一來，1 ～ 2 週內，就能提早約 30 分鐘，利用一個月的時間，就能將孩子的上床時間調整到理想的範圍。

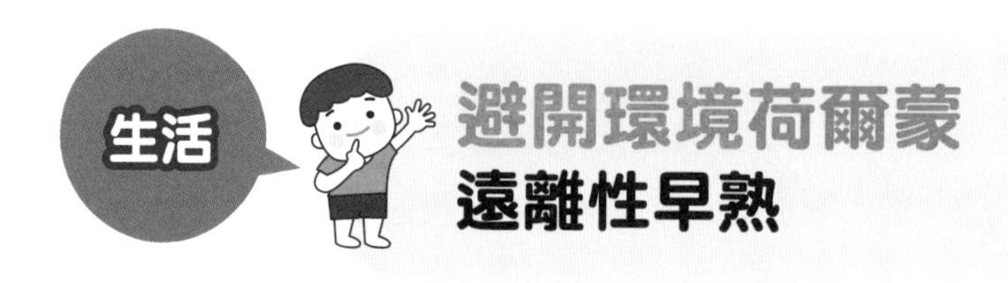

「日常生活中，我們可以做什麼來避免孩子太早發育？」「已經被診斷為性早熟的孩子，該如何避免症狀加劇呢？」「聽說環境荷爾蒙是性早熟的罪魁禍首，該如何預防呢？」首先，我們先來了解什麼是環境荷爾蒙，對孩子的成長發育有什麼影響。

環境荷爾蒙誘發提早發育的假訊號

荷爾蒙，是人體中各個組織互相溝通的化學訊號，青春期之所以會開始，即是由身體中一組「青春期荷爾蒙」所驅動。環境荷爾蒙，顧名思義，即是存在於「環境」中類似荷爾蒙作用的化合物。不過，荷爾蒙不是只出現在人體中嗎？怎麼會出現在環境裡？

這是因為人類以工業方式大量製造各種產品時，某些不該出現在自然生態中的化合物，釋出到了環境中。這些化合物之中，有些有著類似人體荷爾蒙的作用。目前已知的環境荷爾蒙，至少有70多種，絕大多數是農藥、重金屬，或是製造過程中產生的化合物與副產物。這些環境荷爾蒙，一旦被人體吸收，長期下來便會開始干擾人體正常的運作，因此，又被稱作「內分泌干擾物」，就像是《伊索寓言》中放羊的孩子，不斷喊著「狼來了狼來了」，讓孩子的身體信以為真，在不該發育的時間點開始發育。

生活在現代，幾乎不太可能完全阻絕環境荷爾蒙。其中，與生活最相關的，對孩子生長發育影響最劇烈的，就是塑化劑了。塑化劑普遍應用於各式塑膠產品，像是：塑膠容器、保鮮膜、食品包裝，這些產品從製造的過程到最終的產品，都可能含有微量的塑化劑。此外，塑化劑也常被當作「定香劑」來使用，用來讓香水、沐浴用品、化妝品中的香味持續發散。

那麼該如何避免孩子接觸呢？以下，我提供三個經過科學實證，效益最高的3個方法。

科學實證1 減少曝露，遠離環境荷爾蒙

要避免環境荷爾蒙的方法，很簡單，把握最重要的「以食物為中心，築起防線」的原則，留意「吃什麼？怎麼吃？」在進食的前、中、後多加留意，就能阻絕環境荷爾蒙進入體內。

★ 吃什麼？怎麼吃？

環境荷爾蒙的污染無所不在，生活中最常接觸到各種物品的手部首當其衝，有時我們沾染到了環境荷爾蒙卻不自知，所以吃飯前勤洗手，是預防環境荷爾蒙進入體內最簡單的方式！此外，食物的選擇也決定了我們是否會攝取到環境荷爾蒙！選擇多樣化的原型食物，例如：天然的蔬果、未加工的肉類，則可分散風險。

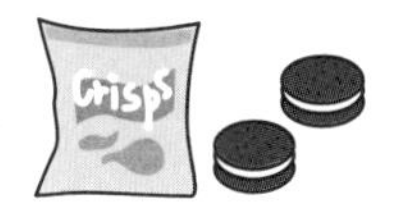

少吃零食、加工食品 塑化劑可能從食品外包裝滲入而污染食物，應該少吃零食、加工食品等這類需要包裝的食品。

少喝手搖飲 手搖飲杯口的塑膠封膜，及免洗紙盒／紙杯的內層耐水塑膠淋膜，「理論上」不含塑化劑，但實際上不見得能靠自己把關，少喝飲料是一勞永逸的方式。

少吃深海魚／大型魚 海洋食物鏈頂層的深海魚類或大型魚種以捕食小型魚類維生，會將小型魚類體內微量的環境荷爾蒙累積在自己的身體裡，產生所謂的「生物放大效應」，因此，大型魚種體內的環境荷爾蒙含量更多，所以像是鯊魚、旗魚、油魚、劍魚等應盡量少吃。

注意烹調／加熱／盛裝食物方式 在自家烹調食物時，宜減少油炸油煎的方式，因為大多數會影響內分泌系統的環境荷爾蒙是脂溶性的；微波食物時，也應避免使用保鮮膜。若需食用便利商店的微波食品，也應將食物盛到玻璃或陶瓷器皿後再微波。在外用餐時，塑膠吸管、品質不良的塑料餐具，以及免洗筷的塑膠套等，都可能含有塑化劑，能避就避。外帶食物時，盡量自備環保餐具，以玻璃、陶瓷或不鏽鋼容器盛裝食物，避免使用塑膠袋裝熱湯與熱食，以免塑膠袋中的塑化劑融入食物中。

★ 用什麼？怎麼用？

除了飲食需要注意之外，環境荷爾蒙也會藉由「吸入」或「接觸」的方式進入人體。因此，選擇生活用品時也該特別小心。

留意香氛產品與沐浴用品 各種產品中的香味之所以能持久不散，便是在製造的過程中添加了「定香劑」，而定香劑就可能含有塑化劑的成分。因為孩子的肌膚較薄，對於塗抹在肌膚上的產品有較高的吸收率，所以「大人專用」的香水、香氛產品、保養用品、指甲油，不該讓孩子使用。而一般的沐浴乳、洗髮精、洗面乳若是「香味過於濃烈」也應該盡量避免讓孩子使用。

注意塑膠玩具並勤洗手 劣質且未經認證的塑膠玩具，也是塑化劑的來源之一。所以，不僅吃飯前要洗手，玩完玩具後也要洗手，阻絕塑化劑進入體內。在玩具的選購上，建議選擇具有認證標章的產品更有保障。

選購玩具注意兩大標章

❶ 商品檢驗標識

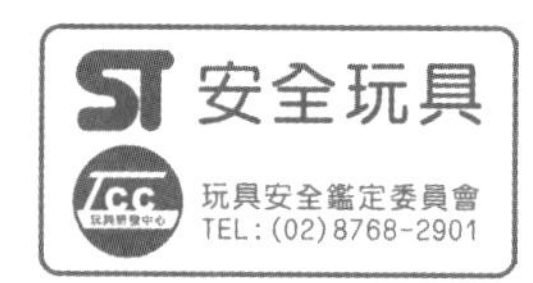

❷ ST 安全玩具標章

剛剛好醫師 小提醒！

定香劑與塑膠製品百百種，並不是所有的產品都含有塑化劑，隨著環保意識抬頭，加上大眾對於食安與化妝品安全的關注，越來越多的產品在製造過程中，不會使用到塑化劑，政府相關單位也一直在幫民眾把關。然而，我們還是得認清，在與環境荷爾蒙對抗的戰役中，父母是最後的防線，盡量減少塑料製品與香氛產品的使用，小小的動作，就能大大的降低環境荷爾蒙的風險。

科學實證 2 減少累積、加速排出，避免體內存留

其實，在意識到環境荷爾蒙的危害之前，這些物質早已悄悄進入了日常生活中，我們的體內或許早就累積了一些環境荷爾蒙，該如何應對呢？

★ 生活中做好 7 件事，體內環境荷爾蒙少一半

成功大學的環境醫學研究團隊，就曾招募 30 位性早熟的女孩，研究該如何減少體內的環境荷爾蒙。他們發現，在一週之內，好好做到下面七件事的女孩，尿液中的環境荷爾蒙減少了一半以上！其中，又以「多洗手」、「不喝塑膠瓶裝飲料」、「減少沐浴乳和洗髮精的使用量」效果最為顯著。

1. **增加洗手頻率：**在吃東西之前或是接觸塑膠製品後，增加洗手的次數。
2. **不使用塑膠容器或餐具：**不用塑膠餐具盛裝食物，避免使用塑膠吸管、不喝塑膠瓶裝飲料。
3. **不吃用塑膠袋或保鮮膜包裝的食物：**舉凡塑膠袋裝的熱湯、保鮮膜包裝的食品，全都應避免。
4. **不吃微波食品：**由於微波食品多以塑膠作為容器，加熱過程中，有溶出塑化劑的疑慮，應全數禁止。
5. **不吃營養保健品：**除非醫師提出建議，否則不吃任何的營養保健食品。
6. **減少使用個人清潔用品或化妝品：**不接觸精油、香水、指甲油，減少沐浴乳和洗髮精的使用量。
7. **多洗手：**認真留意洗手頻率、有意識的減少接觸塑膠製品的機會。

★ 多喝水促排尿＋多運動助排汗，促進體內正向循環

研究顯示，當塑化劑進入人體後，在 24 小時內，約有 1／2 會透過尿液排出體外，因此，多喝水增加排尿量，就能促進環境荷爾蒙排出。此外，讓孩子每天都有運動流汗的機會，如此不僅可促使環境荷爾蒙藉由汗水排出體外，還會讓孩子感到口渴，進而喝更多的水，多喝水又能增加排尿次數，如此，就產生了一個正向循環，加速身體新陳代謝，不斷將體內的環境荷爾蒙排除。

新冠疫情期間各國的研究也發現，孩子性早熟的發生率提高，專家認為跟孩子的戶外活動大幅減少，運動量銳減脫不了關係。孩子被關在家中，運動少，喝水流汗的次數也變少，可想而知，環境荷爾蒙也更不容易排出體外，或許也因此讓孩子的成長發育受到環境荷爾蒙的干擾，使得提早發育的女孩增加了。

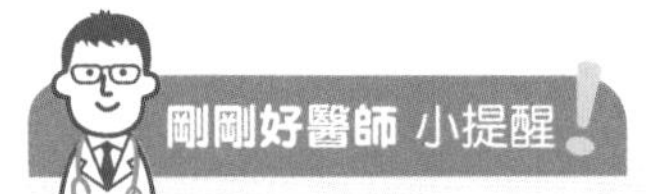

大多數的一次性餐具或塑膠袋均有耐熱上限，而油脂類的食物在加熱過程中，溫度可能超過攝氏 100 度，若馬上盛入一次性餐具或塑膠袋中，油脂的高溫就會造成塑膠容器或食物包材變質，使其中的塑化劑溶出，汙染食物。因此，若購買外食，也應等食物稍降溫後，再裝入一次性餐具中，當然，若能自備玻璃、陶瓷或不鏽鋼容器，就更能避免高溫導致塑化劑融入食物中產生危害。

科學實證 3 減少食用高油脂食物，避免接觸成長惡鄰及肥胖

油脂，一直和環境荷爾蒙脫不了關係，為什麼呢？因為會影響兒童成長發育的環境荷爾蒙有不少是脂溶性的，讓我打個比方，油脂類食物就像是環境荷爾蒙的「家」一樣：避開高油脂的食物，少吃炸物與高油脂的內臟，少使用高溫油煎油炸等烹煮方式，就能減少孩子與「成長惡鄰」──環境荷爾蒙接觸的機會。

★ 高油脂食物易導致肥胖

過量的高油脂食物容易導致肥胖，而肥胖，正是造成女孩性早熟最主要的元兇之一。門診中，常有爸媽詢問，是什麼原因導致孩子提早發育？以目前醫學研究的結果來看，與性早熟因果關係最明確的，莫過於肥胖了！

肥胖會讓「還沒開始發育的女孩」提早進入青春期，並讓「已經開始發育的女孩」發育步調更快。至於「已經被診斷為性早熟的女孩」若體重又超標，無疑是雪上加霜，肥胖讓青春期像是一台剎車失靈的火車，不斷往前衝。

從醫學生理的觀點來看，促使女孩胸部發育、月經來潮的青春期荷爾蒙「雌激素」，其原料正是身體脂肪裡的膽固醇。肥胖女孩的身體裡堆滿了膽固醇，滿滿的雌激素原料，有些甚至還蓄積了脂溶性的環境荷爾蒙，要不提早發育，還真不容易。（請參見〈肥胖，讓孩子的發育令人措手不及〉P. 161。）

把握核心精神，將飲食和生活回歸自然

要遠離環境荷爾蒙，生活上有不少細節需要注意，這麼多眉眉角角，爸媽看到這裡，是不是覺得「心累了」？其實，核心精神就是：依照人類原本的生理需求，讓飲食和生活方式回歸自然。

孩子來到這個世界上，無從選擇，只能被動的接受大人所創造的環境。然而，這個環境並不友善，身為大人，我們有義務帶孩子遠離環境荷爾蒙的危害。當生活方式回歸自然，無論是身體和地球，都將更加健康。當孩子的下一代出生，迎接他們的，就會是一個更理想的世界！

生活

用運動
榨出孩子長高的潛力

生長激素是身高成長最重要的關鍵，如果我說，有一種方法，不用花大錢，就能夠隨心所欲、隨時隨地讓生長激素上升，你相信嗎？這個方法就是：「運動！」

運動就是身高成長最好的「催化劑」！運動能刺激身體分泌生長激素與生長因子，而這兩種荷爾蒙，是長高的總司令，能使腸胃道更有效率的吸收營養，並且督促身體利用吸收的養分來建構肌肉與骨骼。

運動讓孩子的生長激素倍增

在白天，人體的生長激素維持著穩定而少量的分泌，在血液中的濃度相當低，就像是電腦或智慧型手機的待機模式，消耗著少量的電力，維持基本的運作。然而，一旦開始運動，這個「待機模式」就被解除了，生長激素分泌的速度會開始增加，血液中生長激素的濃度會達到原本的 5 倍以上，而依據運動強度的不同，甚至可以增加 10 倍或更多。

★ 動一動，進入長高前段班

依據世界衛生組織的調查，台灣每 5 個孩子，就至少有 4 個孩子沒有足夠的「身體活動」（Physical Activity），在青少年階段活動量未達低標的比例更高達 84%！注意，這裡談的是「身體活動」，而運動是「有計畫性的身體活動」，台灣的孩子連基本的身體活動量都不足！

不過，活動量不足的狀況，全世界皆然，世界衛生組織針對 146 個國家，總計 1600 萬名學生的調查結果顯示，世界上有八成的青少年都沒有達到足夠的活動量。我們可以反向思考：有八成的孩子沒做到，只要我家孩子做到了，是不是就贏過八成的孩子了呢？

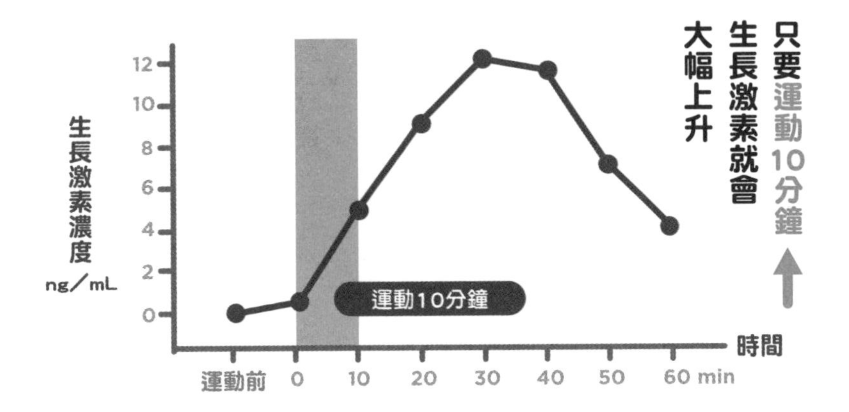

剛剛好醫師破解運動 VS 長高

動多久才會有效果？

每天要運動很久才會有效果嗎？倒也不必！孩子只要奮力運動 90 秒，體內的生長因子就會開始增加，堅持 10 分鐘後，生長激素也會開始上升！根據歐洲兒童內分泌專家的實驗結果發現，僅僅是 21 分鐘的運動，就能讓青春期前後孩子的生長激素濃度上升 558%！顯示孩子每天只要動一動，不用花太多時間，就能讓生長激素上升，幫助身高成長。

正確動！ **世界衛生組織建議：兒童與青少年每天最好能有 60 分鐘以上的運動，若能認真執行，讓孩子每週累積的運動時間達 420 分鐘以上，必定能為身高成長建立穩固的基礎！**

哪種運動對長高才最有幫助？

跳繩，一直被認為是對於身高成長最有幫助的運動。這個觀念最早來自陽明大學的一項研究，研究發現：小學生每次跳繩 10 分鐘，以「每秒鐘跳 1 下，每分鐘至少跳 60 下」的速度進行，每天累積 30 分鐘，持續 5 個月後，有跳繩的學生比沒跳繩的學生，在身高上增加了 1.49 公分！

這麼明顯的差異，讓大多數人認為「跳繩」是最能幫助長高的運動。再深入推想，跳躍的過程中，負責骨骼成長的生長板因為承受身體的重量反覆受力，生長板被刺激，骨骼成長身高增加，聽起來也好像很合理，於是「刺激生長板」的說法因此流傳開來。

剛剛好醫師 小提醒！

要怎麼得知孩子喜歡哪種運動呢？這就仰賴爸媽陪孩子多方嘗試了，桌球、網球、籃球、慢跑、游泳等都很好，雖然一開始需要花上不少時間摸索，不過，一旦孩子找到自己喜歡的運動，爸媽在督促孩子運動上，就可以少花一些唇舌和心力啦！

然而，美國的學者曾讓兩群孩子進行「讓身體承受重量」的跳躍性運動及「不讓身體承受重量」的伸展運動，經過了 7 個月，兩群孩子都長高了，但長高的幅度卻沒什麼差異。不過，進行跳躍性運動的孩子，骨質密度明顯上升。由此可知，在促進身高成長上，跳躍性運動不見得優於其他運動，但卻能讓骨骼更堅實，存下更多的骨本。更多的研究指出，其實沒有哪一種運動，特別能促進身高的成長，所有的運動都很好，只要有運動，對於身高的成長就是加分！

在忙碌的日常生活中，跳繩有著其他運動不可取代的特性，包含：價格便宜、風雨無阻、空間需求小、一個人就能做、可以具體計算次數與時間，能在短時間內讓心肺大幅運作。然而，站在孩子的角度來看，跳繩有個很大的缺點，那就是：實在是太無聊了！除非進行的是花式跳繩，否則，一般的跳繩動作單一也缺乏競爭型運動的挑戰性、互動性，而反覆、單一的運動模式，也要留意運動傷害的風險。

若孩子對於運動沒有特別的偏好，那麼從跳繩開始，的確是一個不錯且有效率的選擇，每次以 10 分鐘為單位，一次跳 500 ～ 600 下，以每天累積 30 分鐘為目標來努力。

正確動！

我認為，每天認真跳繩，在促進健康成長上，只能稱作勉強及格。更好的運動方式，是跳繩加上另一種運動，而且這「另一種運動」，必須是孩子喜歡的，願意長久進行的！

多大開始認真運動才最有效？

當孩子進入青春期，運動對於長高的效益最明顯！青春期時，身體在性荷爾蒙的作用下，會分泌大量的生長激素，是孩子脫離幼兒期後，身高成長最快速的階段。這段時間的運動，在身高的成長上，有著「加乘」的效用，說直白一點，青春期就是身高「跳樓大拍賣」的時候，這個時候運動最「划算」，每運動 1 分，會有 2 分以上的成果，累積在身高的成長上！

「孩子進入青春期後再好好運動就行了吧？」千萬不能這樣想！青春期時孩子的主見最強，和父母的關係開始出現微妙的轉變，不如小時候那般將爸媽視為「好朋友」，也開始有自己的社交圈，更看重同儕的想法，加上進入國中後，課業加重，這時爸媽才期望孩子養成運動習慣，必定困難重重，大多會以失敗收場。

因此，為了能用運動迎接「暴風式抽高」的黃金成長期，我們要更深謀遠慮一點，在小學階段就幫孩子建立規律的運動習慣。讓孩子參加運動性社團或課程不失為一種方法，但我更建議，每天有計畫的抽出 5 ～ 10 分鐘陪孩子運動，時間不用多，直到養成好習慣為止。如此一來，不僅能養成運動習慣，也能使親子關係更緊密。

正確動！

重點是：先求有再求好，重複再重複，直到運動融入每天的日常作息，再逐步增加運動的時間，小學養成習慣，進入國高中後，只要設法維持即可，並不需要太過費力。

剛剛好醫師 小提醒！

運動除了能為孩子的身高成長帶來加乘效應，更能強化孩子的記憶力、學習力、執行力。在青春期維持運動習慣，不僅身高顧到了，應付課業也將更得心應手，若能有著家長的陪伴，更能增進親子關係，如此「一石三鳥」的好事，應該早早就開始！

❓ 一定要進行特定運動才算運動嗎？

「孩子有沒有在運動？」當被問到這個問題時，爸媽是否會因為沒有特別幫孩子規劃運動，而感到壓力呢？在現代生活，時間永遠不夠用，但是，方法是人想出來的，要將運動融入生活中，並沒有那麼困難。

運動就是「有意識且有計畫的身體活動」，任何活動都算，並不是一定要和某種球類、器材、場地牽扯上關係才能稱作運動。光是有意識的快步行走，就是一種運動了，甚至幫忙家務，如刷洗廁所、拿抹布清潔窗戶，都可以稱得上是運動。搭公車或捷運時，提早一站下車，快走前往目的地；或是不搭電梯改爬樓梯，都算是「見縫插針」的運動方式。

正確動！

還記得嗎？短短幾分鐘的運動就能讓生長因子和生長激素上升數倍之多，鼓勵孩子每一節下課時，離開教室到操場跑跑跳跳，一整天下來，積少成多，身體分泌的生長激素累積起來，可是相當可觀的。

我再提供一個讓孩子養成運動習慣的小秘訣，那就是「陪孩子一起運動」，國外的研究顯示，若家長能陪孩子一起運動，將會大大增加孩子持續運動的成功率。

★ 陪孩子運動，帶孩子贏在起跑點

說起「長高」這件事，爸媽最怕的就是孩子輸在起跑點，而孩子的「起跑點」就是父母！今天就開始陪孩子運動吧！一旦孩子有了運動習慣，起跑的位置便超越80%的人，比賽還沒開始，就先贏一半了，成長只有一次，讓我們陪著孩子，在汗水之中，徹底發揮成長的潛力！

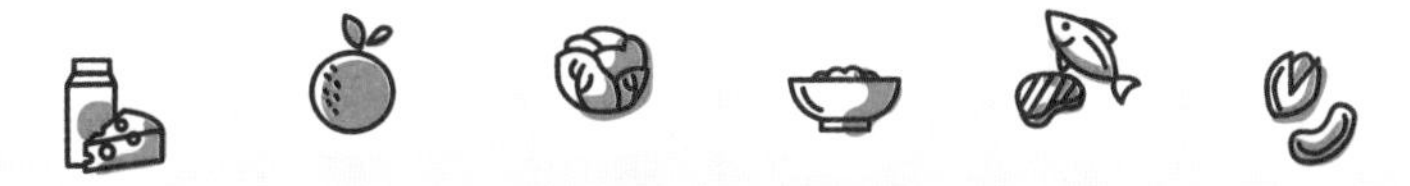

成長日記

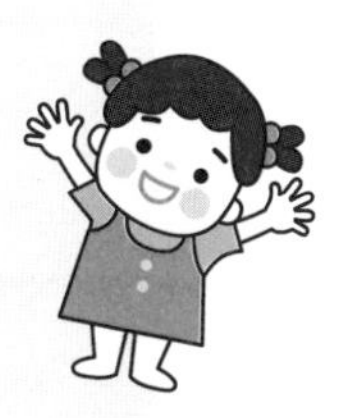

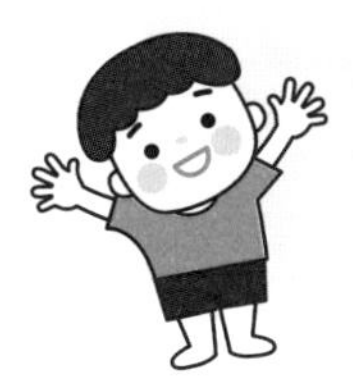

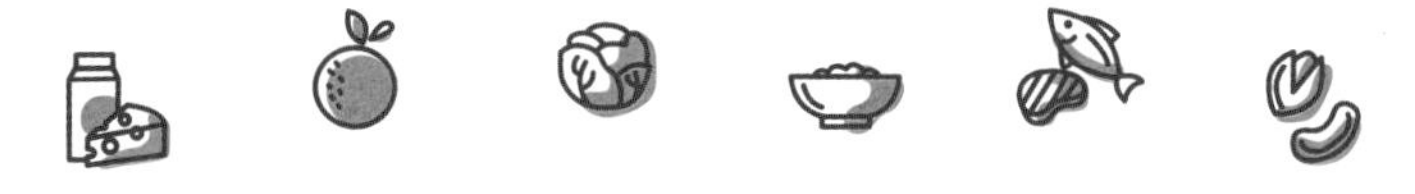

成長日記

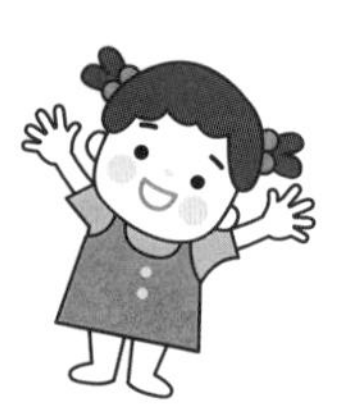

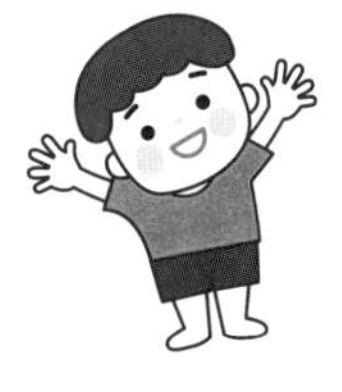

國家圖書館出版品預行編目 (CIP) 資料

身高體重剛剛好：陪你面對孩子成長發育的 27 種煩惱 / 黃世綱著 . -- 初版 . -- 臺北市 : 新手父母出版 , 城邦文化事業股份有限公司出版 : 英屬蓋曼群島商家庭傳媒股份有限公司城邦分公司發行 , 2024.10
面； 公分 . -- (育兒通 ; SR0113)
ISBN 978-626-7534-01-4(平裝)

1.CST: 小兒生長發育 2.CST: 兒童發育生理

417.516 113013580

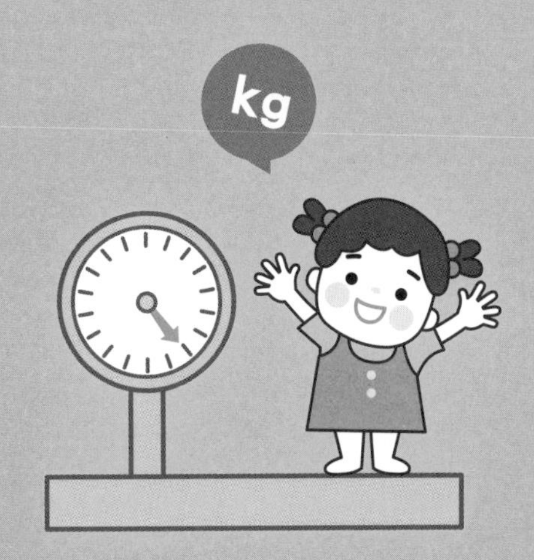

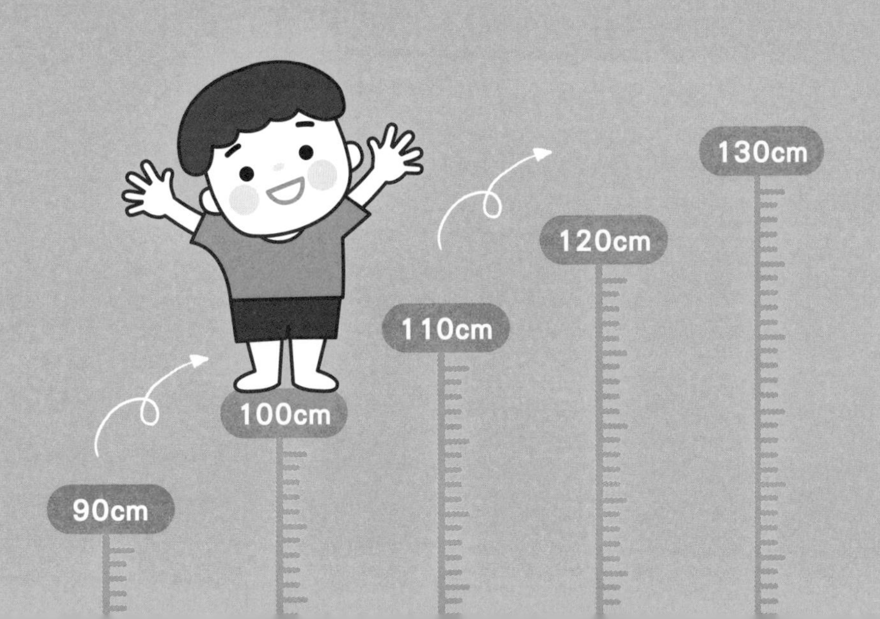

身高體重剛剛好：
陪你面對孩子成長發育的27種煩惱

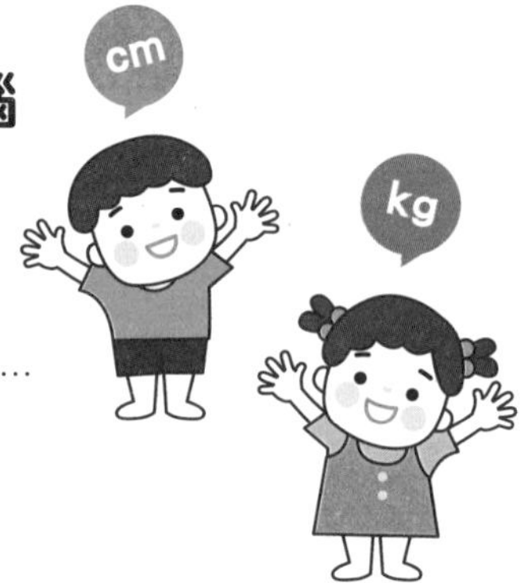

作　　者　黃世綱
選　　書　林小鈴
主　　編　陳雯琪

行銷經理　王維君
業務經理　羅越華
總 編 輯　林小鈴
發 行 人　何飛鵬
出　　版　新手父母出版
城邦文化事業股份有限公司
台北市南港區昆陽街16號4樓
電話：(02) 2500-7008　傳真：(02) 2502-7676
E-mail：bwp.service@cite.com.tw
發　　行　英屬蓋曼群島商家庭傳媒股份有限公司城邦分公司
台北市南港區昆陽街16號8樓
讀者服務專線：02-2500-7718；02-2500-7719
24小時傳真服務：02-2500-1900；02-2500-1991
讀者服務信箱 E-mail：service@readingclub.com.tw
劃撥帳號：19863813
戶名：書虫股份有限公司

香港發行所　城邦（香港）出版集團有限公司
香港灣仔駱克道193號東超商業中心1F
電話：(852) 2508-6231　傳真：(852) 2578-9337
E-mail：hkcite@biznetvigator.com
馬新發行所　城邦（馬新）出版集團 Cite(M) Sdn. Bhd. (458372 U)
11, Jalan 30D/146, Desa Tasik,
Sungai Besi, 57000 Kuala Lumpur, Malaysia.
電話：(603) 90563833　傳真：(603) 90562833

封面、拉頁設計 / 壹路設計 × 壹路思維
版面設計、內頁排版 / 鍾如娟
製版印刷 / 卡樂彩色製版印刷有限公司

2024年11月12日初版1刷
2025年01月21日初版2刷
Printed in Taiwan 定價520元

ISBN：978-626-7534-01-4（平裝）
ISBN：978-626-7534-00-7 (EPUB)